图解 养脾胃速查手册

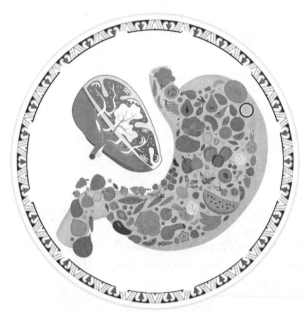

U0339812

张彩山 编著

天津出版传媒集团

天津科学技术出版社

本书具有让你"时间耗费少，养生知识掌握好"的方法

免费获取专属于你的 »

《图解养脾胃速查手册》阅读服务方案

/建/议/配/合/二/维/码/一/起/使/用/本/书/

「本书可免费获取三大个性化阅读服务方案」

1. 轻松阅读：每天读一点，循序渐进读本书，简单了解本书养生知识；

2. 高效阅读：花少量时间，专攻本书核心内容，快速掌握本书养生技巧；

3. 深度阅读：利用大块时间深入研究本书养生知识，全面掌握，活学活用。

★不论你想每天读一点，略懂即止；还是省时高效，快速掌握本书养生技巧；或者想深入研读，活学活用这些养生技巧，都可以通过微信扫描【本页】的二维码，根据指引，选择你的阅读方式，免费获得专属于你的个性化读书方案。帮你时间花的少，阅读效果好。

「 个性化阅读服务方案三大亮点 」

【时间管理】

按照你的阅读需求，为你定制专属阅读计划，安排详细的读书进度，准时提醒，你只需按照实际时间学习即可。

【阅读资料】

精准匹配与本书内容配套的养生保健类精品课程和阅读资料，资料来源正规，质量可靠，为你大大节省寻找筛选的时间。

【共读社群】

推荐你加入本书书友专属社群，入群向资深人士请教经验，交流在用本书学习养生的过程中遇到的问题，还可以参加不定期举办的读书活动。

图书在版编目（CIP）数据

图解养脾胃速查手册 / 张彩山编著. -- 天津：天津科学技术出版社，2020.4

ISBN 978-7-5576-7556-1

Ⅰ.①图… Ⅱ.①张… Ⅲ.①健脾－养生（中医）－图解②益胃－养生（中医）－图解 Ⅳ.①R256.3-64

中国版本图书馆 CIP 数据核字（2020）第048016号

图解养脾胃速查手册
TUJIE YANGPIWEI SUCHA SHOUCE

策划编辑：刘丽燕　张　萍
责任编辑：孟祥刚　刘丽燕
责任印制：兰　毅

出　　版：天津出版传媒集团
　　　　　天津科学技术出版

地　　址：天津市西康路 35 号
邮　　编：300051
电　　话：（022）23332490
网　　址：www.tjkjcbs.com.cn
发　　行：新华书店经销
印　　刷：三河市兴国印务有限公司

开本　787×1092　1/16　印张16　字数 120 000
2020年4月第1版第1次印刷
定价：38.00 元

内容提要

Content of the head

　　编者结合生活实际，对认识脾胃好养身，脾胃病的自我识别检测，简便实用的经络疗法、科学运动、食疗调养、药物治疗、日常起居以及常见脾胃病的中医疗法等方面进行了详细阐述和介绍，以期让您的脾胃病早日缓解直至康复。本书通俗易懂，图文并茂，编排方式新颖，适合广大爱健康、力求提高身体素质水平的百姓阅读。

学古人调养脾胃，颐养天年

我们常常会听到这样的感叹："你呀，不听老人言，吃亏在眼前！"可见老人说的话还是值得一听的。他们的建议多源于长年经验积累，年轻人听了可以少走很多弯路，是通往成功的捷径。

说起《黄帝内经》，人们往往会觉得很遥远，跟自己沾不上一点儿关系。其实这种想法是大错特错的。因为从人类诞生之日起，人就开始了对自然、对生命、对疾病的探索，并将与疾病做斗争的点滴经验进行总结，聚集在《黄帝内经》这部医学圣典里。到现在已经几千年了，这部书仍被中医奉为经典。《黄帝内经》不老吗？可算得上是"神仙"级别了吧，"神仙的话"，我们不该听听吗？

不仅在今天，甚至是将来，它的"话"仍然对我们有很深远的指导意义。比方说，《黄帝内经》认为我们应该顺应季节养生，在讲到夏季养生的时候，它认为"夏三月，此为蕃秀。天地气交，万物华实，夜卧早起，无厌于日，使志勿怒，使华英成秀，使气得泄，若所爱在外，此夏气之应，养长之道也。""蕃秀"是万物繁盛，百花盛开之意。这句话的意思是说，夏天是万物繁盛，自然界的阳气在大量释放的时候。这时我们应晚睡早起，白天要高高兴兴的，心里不能蕴藏怒气，否则会抑制人体阳气的释放，不利于养生。所以说，古人的养生智慧放到今天不但不过时，还有很强的生命力。

现代人为何要调养脾胃呢？它的重要性是什么呢？这些都可以在《黄帝内经》里找到答案。《灵枢·决气》指出"五脏六腑皆禀气于胃，胃者五脏之本也"，认为脾胃为"后天之本""气血生化之源"。金代脾胃论的创始人李东桓认为"百病皆由脾胃而生也"。可见，人体健康与否是与脾胃状况密切相关的。如果，我们的脾胃尽忠职守，兢兢业业，人就会气血充足，精神百倍，无病无痛；若脾胃玩忽职守，偷懒懈怠，那么气血就会不足，身体各部分得不到气血的濡养，就像花缺少养分一样，很快"枯萎"，人自然就无精打采，百病丛生了。

俗话说"十人九胃"，十个人中就有九个人患过或是患有胃肠病。据统计数据表明，中国人胃病患病率已高达85%。可见，脾胃病已成为威胁现代人健康的"隐形杀手"。现在的人，吃好的，穿好的，住好的，就是容易忽略健康，特别是缺乏保养脾胃的意识和行动，往往以损害健康为代价来换取一时的满足和成功。比如说，为了应酬，把酒当水喝，结果生意是谈成了，脾胃受伤了；每次吃完饭，都不忘点根烟，说什么"饭后一支烟，赛过活神仙"，你是过够"瘾"了，可脾胃受不了了；为了拥有曼妙的身姿，不惜告别美味佳肴，节食减肥，结果或许是如愿以偿了，可是脾胃也出毛病了；晚上为了网游，奋战了一夜，第二天，一睡就是一整天，你是玩高兴了，可脾胃正在偷偷"哭泣"呢……这些不良的习惯已让脾胃不堪重负，继而会引发各种胃肠疾病。

人们普遍抱有一种侥幸心理，觉得自己不会那么倒霉，没想到，疾病却偏偏降临到自己头上。即使是生病了，胃肠疾病在初发时期也往往得不到足够的重视。结果久拖不治，直到最后无药可医了才后悔不已。如果我们平时多了解和积累一些保养脾胃的知识，并将它运用到生活的点滴中去指导自己的行动，在疾病萌芽之初，就采取各种办法，及时加以治疗，很多因脾胃失健而引起的疾病是完全可以避免的。

现在，就让我们行动起来，和古人一样来调养脾胃，颐养天年吧！

编　者

2019年12月

目 录
Orders to Record

第 三 章

简便实用的经络疗法补脾胃

第 四 章

小运动养脾胃，让您拥有大健康

第 五 章

食疗调脾胃大攻略

第 六 章

别让生活中的小细节毁了你的脾胃

第 七 章

常见脾胃病的中医疗法让你活到天年，无疾而终

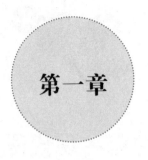

第一章

认识脾胃好养身

如果有人问你："认识某某大明星吗？"大部分人可能会毫不迟疑地说："认识，他就是谁谁谁。"可要问你："认识你的脾胃吗？"可能大部分人都答不上来。

毋庸置疑，调养脾胃要从认识脾胃开始，这一章，我们一起来了解脾胃的相关知识。比如，中医讲的脾胃是什么？它与西医的脾胃有什么不同？脾胃与其他五脏成员之间是一种什么关系？脾经和胃经在人体内的循行线路是怎样的？脾经和胃经相关疾病的浅症表现是什么？弄清楚这些问题就等于敲开了调脾养胃的大门。

中医的脾胃≠现代医学的脾胃

中医讲的脾胃和西医中的脾胃是大不相同的，完全是两个概念。概括来讲，西医是从解剖学的角度来定义的，而中医呢，则不只是单纯地把它看作具体的某个器官，而是某项功能的集合。那具体有哪些不同呢？下面我们就从位置和功能两个方面来详细了解一下。

首先从位置上讲，现代医学讲的"脾"，指的是一个具体的器官，它位于左季肋区，形态呈椭圆形，呈暗红色，质地软而脆。它长10～12厘米，宽6～8厘米，厚3～5厘米。而中医是如何来定义"脾"的呢？在中医文献中有不同的记载，如《医学入门》中称之为"扁似马蹄"；《医贯》中载："其色如马肝紫赤，其形如刀镰"；而《医纲总枢》中载："形如犬舌，状如鸡冠。"从这些论述来看，中医中的"脾"相当于现代西医中的脾和胰。

从功能上区分二者

西医的"脾"是人体最大的淋巴器官，主要负责造血、滤血、清除衰老血细胞及参与免疫反应等工作。实际上它与消化系统的关系并不大。而中医的"脾"位列"五脏"之一，其主要功能是运化营养、升清降浊，同时它还负责造血和统摄血液。

由此可以看出，中医的脾不仅包揽了西医脾的功能，还承担胰腺、胃及大小肠的部分工作。实际上它在消化系统运作的这条流水线中参与了多个"车间"的工作，因此也与消化系统疾病紧密相关。

中医将脾和胃放在一起称为"脾胃"，认为其作用是负责人体对饮食的消化吸收及营养代谢，是一个范围很广的功能性概念；西医的"脾"和"胃"是两个功能不相关的概念，具有不同的解剖形态和各自不同的功能。

中医的脾

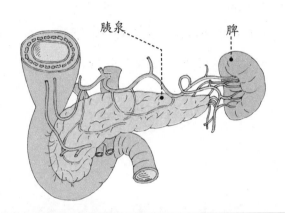

胰泉　　　　　脾

中医对于脾的形状没有统一的认定，有的认为"扁似马蹄"；有的认为"其色如马肝紫赤，形如刀镰"，还有的认为其"形如犬舌，状如鸡冠"。总的来说，中医中的"脾"相当于现代西医中的"脾"和"胰"。

现代医学的脾

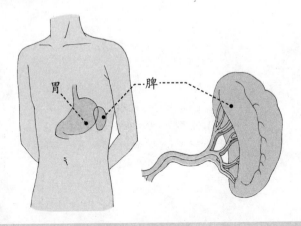

胃　　　脾

现代医学的"脾"位于左季肋区，形态呈椭圆形，呈暗红色，质地软而脆，长10～12厘米，宽6～8厘米，厚3～5厘米，是人体最大的淋巴器官。

《黄帝内经》将脾胃形容成"仓廪之官"。"仓廪"指的是粮仓，脾就像管理粮仓的官员一样。在古代，这个官职的权力很大，整个地方的粮食收发进出都由他一个人来管理。而人体的脾就像管理粮仓的官员一样负责接收我们每天吃的各种食物，再将它们进行消化、吸收后转化为水谷精微，最后将水谷精微传输到全身，为五脏六腑及各组织器官提供源源不断的营养。

因此，中医调养脾胃时，不要把中医的脾和西医的脾混为一谈了，弄清楚了二者的区别，我们才能更好地顺应"脾"气，加以调养。

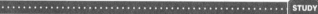

• 五脏名词解释   STUDY

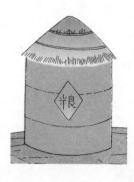

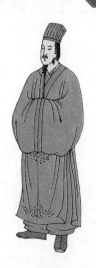

仓廪之官

脾胃作为"仓廪之官"可不容小觑，它负责接收我们每天吃的各种食物，再将它们进行消化、吸收后转化为水谷精微，最后将水谷精微传输到全身，五脏六腑及各组织器官的营养就靠它来供给。

2

认识脾、胃与五脏的关系

《素问·宝命全形论》认为，人身而有形，离不开阴阳的变化。五脏六腑虽具有不同的功能，但它们之间又保持着十分紧密的、相生相克的动态平衡关系。五脏就是指心、肝、脾、肺、肾。它们不是各居一方的孤岛，而是紧密相连的，这种紧密关系不单表现在形态结构上，更重要的是体现在生理活动和病理变化上。

那为什么会互相牵制呢？怎么来理解呢？在此，道家做了一个很形象、贴切的比喻，借助它我们可以更好地理解五脏之间的这种矛盾关系。人体的五脏心、肝、脾、肺、肾，按照五行分类，它们分别对应的方位为南、东、中、西、北。五脏之间好比人与人之间的关系。肝为木母，位东方，属木，是阴性，像母亲；西方像金公，属金，呈阳性；心为姹女，位于南方，像少女，至阴；肾位于北方，像婴儿，是纯阳之体；脾则位于中间，是黄婆，相当于媒婆，指老龄妇女，因岁数大了体内的阴阳特性就不明显了。媒婆的主要职责就是协调好木母和金公的关系。木母作为家庭主妇，不能太强势，但也不能太压抑，媒婆要帮助她摆正自己的位置。为了让木母和金公和谐相处，还不能让金公太内敛，得拿出点儿男子气概来，不能让木母的光芒给盖住了。对于一个小家庭来讲，夫妻关系和谐，才能保证稳步往前走。而对于人体五脏来讲，脾胃就充当着"媒婆"的职责，处理好木母和金公的关系，就相当于协调好肝和肺。若一方太强大，就要加以压制，另一方太虚弱就要加以提升。调节好了，人体才能保持阴阳平衡、共生共存的和谐局面。

图解养脾胃速查手册

五脏各有所藏，各有所属。心脏主血脉，肺脏主皮毛，肝脏主筋，脾脏主肉，肾脏主骨髓。

五脏所属

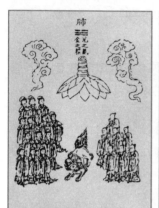

肺神形状如白虎，名叫皓华，是脾之子，肾之母。下属有七魄，名为尸狗、伏尸、雀阴、吞贼、非毒、除秽、辟臭。

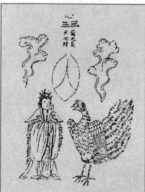

心神形状如朱雀，名叫丹元，是脾之母，肝之子。心脏在夏季尤其活跃，此时多食辛味的食品，以补养肺脏。

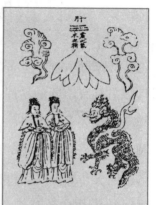

肝神形状如同青龙，名叫龙烟，是心之母，肾之子。肝神有三个，名叫爽灵、胎光、幽精。

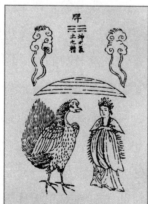

脾神形状如丹凤，名叫常在，是心之子，肺之母，决定着人的谋略、口才。常吃熟、软、热的食物可以养脾。

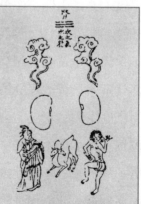

肾神形状像两只伏鼠，名叫玄冥，是肝之母，肺之子。涵养肾神需要节制欲望。

五脏六腑虽具有不同的功能，但是它们之间既紧密联系，又相互制约。脾胃就像能干的媒婆一样，善于协调各方面的关系。

脾胃与五脏相互促进相互制约

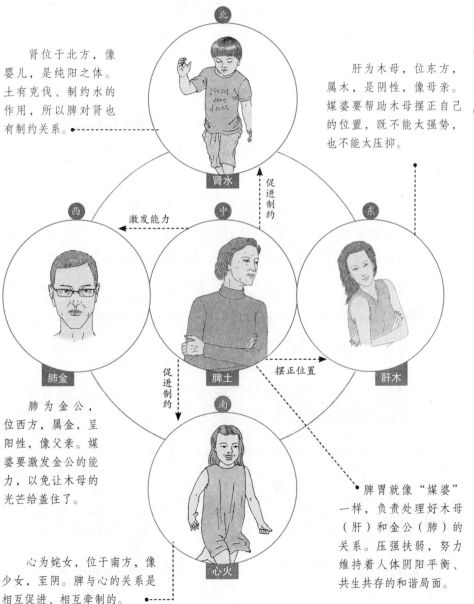

肾位于北方，像婴儿，是纯阳之体。土有克伐、制约水的作用，所以脾对肾也有制约关系。

肝为木母，位东方，属木，是阴性，像母亲。媒婆要帮助木母摆正自己的位置，既不能太强势，也不能太压抑。

肺为金公，位西方，属金，呈阳性，像父亲。媒婆要激发金公的能力，以免让木母的光芒给盖住了。

心为姹女，位于南方，像少女，至阴。脾与心的关系是相互促进、相互牵制的。

脾胃就像"媒婆"一样，负责处理好木母（肝）和金公（肺）的关系。压强扶弱，努力维持着人体阴阳平衡、共生共存的和谐局面。

《类经图翼》卷一《五行通论》中说："盖造化之机不可无生亦不可无制，无生则发育无，由，无制则生而无害，必须生中有制，制中有生，才能运行不息，相辅相成。"这句话进一步印证了五脏与五行之间这种互相促进又相互制约的关系，这是维持生命活动的根本所在。

脾与胃，情同手足

中医通常将脾和胃一起说，比方说脾胃不好，脾胃功能下降等，很少将二者分开来讲。因为二者关系太密切了，就像孪生兄弟一样，对待工作，两人常心意相通，并肩作战，没法分开。

生活中，我们往往会将一些物品借助物流的方式送到指定地点。脾和胃就相当于物流的中转站一样。每天都会有很多不同类别和性质的东西送往那里，中转站的员工就要把这些货物进行初步的分类、整理。这就像是人体的胃一样。像饭菜、零食、饮料等各种各样的食物经过食管到达胃里，胃将这些食物搅动成流动状，并进行初步的消化。经过大致分类后的货物由中转站内的上级管理人员进行进一步更细致的分类和整理。脾的功能就跟这一样，脾进一步对经过胃处理的食物进行深加工，再进行细致的分类后分别输送到人体的各个脏腑，这个过程就是中医所说的脾的"运化"功能。在这个过程中，脾和胃这两兄弟经过密切配合，携手完成了对食物的消化和吸收的重任。

个性迥然不同

脾和胃在运动方式上迥然不同，性格喜好也是南辕北辙。

	脾	胃
运动方向	脾气主升，向上走，将水谷精微输送至心、肺和脑	胃气主降。胃气上逆易引起反胃、打嗝、呕吐等症状
性格爱好	脾喜燥恶湿，在运输水液时，脾容易受湿邪侵扰	胃喜湿恶燥，在消化食物的时候，胃需要保持润泽才行，否则会引起胃阴不足

图解展示 "孪生兄弟"

脾和胃就像是孪生兄弟一样，对待工作，两人常心意相通，并肩作战，但在性格、脾气禀性上却迥然不同。

工作上配合默契

胃将食物初步消化后，再交给脾进行深加工和细致的分类，然后将水谷精微输送到全身脏腑。在这个过程中，脾和胃这两兄弟密切配合，携手完成了对食物的消化和吸收的重任。

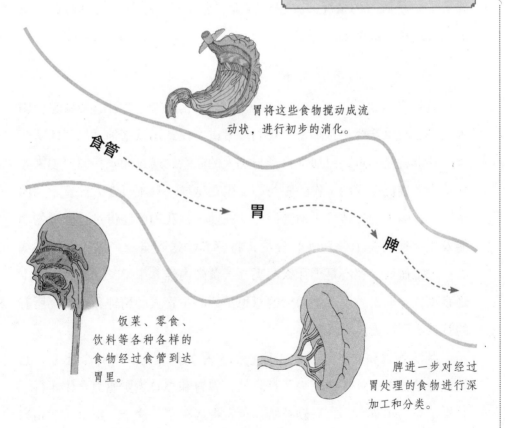

胃将这些食物搅动成流动状，进行初步的消化。

食管

胃

脾

饭菜、零食、饮料等各种各样的食物经过食管到达胃里。

脾进一步对经过胃处理的食物进行深加工和分类。

脾和胃在工作中能默契配合，但在性格、脾气禀性上却迥然不同，在运动方向上就有很大差异。脾气主升，向上，将水谷精微输散至心、肺和脑。而胃气主降。胃气上逆，就会出现反胃、打嗝、呕吐等症状，这都是胃气上逆的表现。

在性格喜好上也是南辕北辙。胃喜湿恶燥，脾喜燥恶湿。之所以如此，与它们的生理功能有关。脾在运输水液时，本身容易受湿邪侵扰。这就好比夏天我们希望多喝凉水降暑，但不喜欢湿淋全身一样，因为这样容易得病。相反，胃在消化食物的时候需要保持润泽才行，否则就会引起胃阴不足，没有力气干活，就像机器不能离开润滑油一样。记住，这两兄弟的喜好可不能搞反了，否则就会出现两兄弟"吵架""闹矛盾"的情况。要想保持脾胃阴阳燥湿平衡、升降协调，分清两人的喜好很重要。

脾与心，粮草官与将军

我们来讲讲脾与心的关系，为什么要知道它们之间的关系呢？因为它们之间也需要相互配合。我们经常讲要注意团队精神，加强团队合作，其实就是一点，要加强自身与别人的联系，通过大家一起努力来办成单个人难以完成的工作。脾与心，也是这样。只不过在人体这个"团队"中，两人的具体分工不同而已。在前面，我们已经讲过，脾胃的功能及主要职责是消化和吸收食物，将营养输送到全身，进行造血、滤血、统摄血液。那心是干什么的呢？《黄帝内经》中说："心者，君主之官也，神明出焉"，这句话的意思是说心主管人的精神和意志，所有的脏腑都要听从它的调遣。

既然脾胃和心各司其职，那它们又是如何合作呢？打个比方，它们就像是行军打仗一样。为了打胜仗，脾胃和心必须要通力合作才行。脾胃，充当粮草官，管后勤补给，负责押运粮草。这个"粮草"就相当于血液，脾主管后方的血液生产，将生产的血提供给前方。心，则是将军、统帅，它首先必须要保证粮草运送路线的安全，有了充足的粮草保

脾与心的关系，就像是粮草官与将军的关系一样，二者合作无间，才能打胜仗，对于人体来说，这二者配合默契，才能使生命之树长青。

相互配合，团队作战

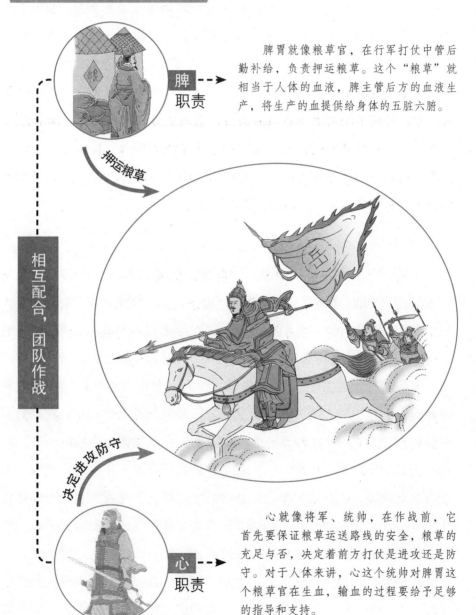

脾
职责

押运粮草

相互配合，团队作战

决定进攻防守

心
职责

脾胃就像粮草官，在行军打仗中管后勤补给，负责押运粮草。这个"粮草"就相当于人体的血液，脾主管后方的血液生产，将生产的血提供给身体的五脏六腑。

心就像将军、统帅，在作战前，它首先要保证粮草运送路线的安全，粮草的充足与否，决定着前方打仗是进攻还是防守。对于人体来讲，心这个统帅对脾胃这个粮草官在生血，输血的过程要给予足够的指导和支持。

证，才能指挥前方打仗，什么时候进攻，什么时候防守。也就是说心这个统帅对脾胃这个粮草官在生血、输血的过程中要给予足够的指导和支持。

脾还有一个很重要的功能就是统摄血液。要让血液顺着血管走，不能跑出去。人在跑步的时候，跑累了，跑不动了，可以停下来歇歇，再往前跑。但脾是绝对不行的！血液必须时刻保持是流动的，血液停止流动，身体内的各个器官就会因为得不到营养支持而死亡，就像人不吃饭会饿死一样。要保证血液不停地往前"跑"，这就需要心来帮忙了。我们都知道抽水泵，在泵的作用下，水才能顺着水管向上走。心就像水泵一样，持续不断地推动着血液前行，送到全身的四肢百脉。如果脾闹"脾"气，不听从心的调遣，血液就会像脱缰的野马，横冲直撞，到处乱跑，这时候疾病就找上门了。所以只有脾和心默契配合，血液才能按部就班地在血管里运行，到达需要它的地方。

脾与肝，农民与地主

《素问·六藏象论》中说："肝者，罢极之本。""罢"，意为"疲"，"罢极"意思是指"劳倦""疲乏"。"罢极之本"意思就是肝支配着人体筋的活动，使人体能够耐受疲劳。肝还有着藏血、调血和统血的功能。这与我们讲的脾胃既有相同的地方，又有不同之处。

不同在于脾主生血，肝主藏血，两人一个负责生产血，一个负责收藏血，就像中华人民共和国成立前农民和地主的关系一样。农民负责种植粮食，地主负责把粮食收集并储存起来。肝是储存血液的地方，因此，肝又被称之为"血海"。肝藏血就像我们存钱一样，经济宽裕，手上有富余的钱，我们通常都会把它存到银行里，等到需要用的时候再拿出来。存在肝里的血什么时候需要，取决于我们身体活动量、情绪、外界气候的变化等因素。比方说人在跑步的时候，会出汗，心跳加快，这时候就需要增加全身的血流量；人在特别生气的时候，会表现为脸红脖子粗，心"怦、怦"地跳个不停，大量的血液涌向身体的上部；当我们

脾主生血、统血，肝主藏血和摄血，二者就像农民与地主的关系一样，农民负责种植和生产粮食，地主负责储存粮食。如果肝不能藏血了，脾不能统血了，各种疾病接着就来了。

脾主生血和统血

脾能统血，肝主凝血，二者的相同作用是防止出血，就像农民和地主都爱惜粮食一样，不让血液白白浪费。

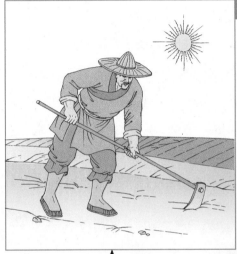

脾 ┈▶

职责

脾就像辛苦种地的农民一样，为人体源源不断地生产血液，给身体的五脏六腑提供能量支持。

脾就像农民不断地给地主交租一样，时刻统摄着血液，保证有足够的血液流向肝；肝主疏泄，气血在它的作用下才能运行无阻，脾和肝共同维持着人体内血液的正常运行。

↑ 生血

血液

藏血 ↓

当我们处于静态或情绪较稳定时，身体对血液的需求量相对减少，部分血液便又归藏到了肝里，这就是肝发挥藏血的功能体现。

当我们手头宽裕时，通常会把钱存到银行里，急需时再取出来。同样，当身体活动量、人的情绪和外界气候等因素发生变化时，存在肝里的血液量也随之会发生变化。

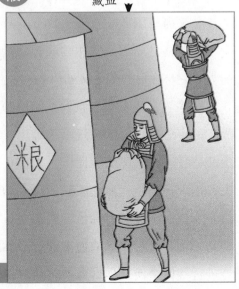

职责

脾

处于安静或情绪稳定时，身体对血液的需求量相对减少，部分血液便又归藏到肝里。《素问·五藏生成》中所说："人卧血归于肝"，讲的就是这个道理。

我们讲过脾能统血，而肝主凝血以防止出血，这就是二者的相同之处。就像中华人民共和国成立前农民和地主都爱惜粮食一样。"汗滴禾下土，粒粒皆辛苦"，农民辛苦种植收获的粮食舍不得浪费。同样，粮食可以拿来出售换成钱，地主也不会白白让它浪费了。如果肝不能凝血了，脾不能统血了，各种疾病接着就来了。比如说女子来月经了，血是向下流的，脾不能统血了，血就可能向上流。如果出现月经不调甚至没有，还时常流鼻血，中医学认为是经水倒流的表现，这就说明此人的脾功能不好。而肝不能凝血了，就可能会出现月经过多或崩漏等征象。

脾和肝的联系在于脾有运化的功能，不断地为肝提供营养物质，脾统摄血液，保证有足够的血液流向肝，这就像农民不断地给地主交租一样。肝主疏泄，在它的调节下，气血才能畅行无阻，脾和肝共同维持着人体内血液的正常运行。

脾与肺，园丁与花园

《黄帝内经》将肺形容为"相傅之官"。"相傅"传说是商朝第一宰相。殷商高宗武丁在他辅佐下安邦治国，开创了历史上有名的"武丁中兴"的盛世局面。宰相的职责就是辅佐君王，那肺是如何来辅佐君王的呢？它与脾胃的关系又如何呢？

肺主气，司呼吸。我们都知道肺是内外气体交换的器官，经肺的呼吸，把自然界新鲜的空气吸入肺里，再把体内产生的浊气排出体外。肺不断地吸进呼出，从而保证了人体正常的新陈代谢。肺的"宰相"职能主要体现在辅心行血上。我们讲心为君主，肺为相傅。也就是说肺应辅佐心。我们全身的血脉虽统属于心，心脏就像抽水泵一样，随着心脏的搏动，含有水谷精微的血液通过经脉汇聚到肺里，然后通过肺的呼吸功能进行气体交换之后，血液再通过经脉回到心脏，最后输送到全身。其

图解展示 "园丁" 与 "花园"

　　水饮经脾胃与小肠消化、吸收后，化生成津液，通过脾的运化和升清功能，这些津液被输送至肺，再由肺布散全身，以达到濡养脏腑的作用。在这个过程中，脾胃和肺就像是园丁和花园的关系一样。

园丁与花园

脾
胃
小肠

将水饮消化吸收化生津液

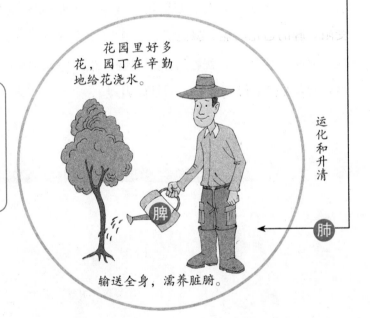

园丁每天辛勤地给花浇水施肥，花园将其土壤中的水分和养料输送给花，所以花才长得好。

花园里好多花，园丁在辛勤地给花浇水。

运化和升清

肺

输送全身，濡养脏腑。

　　心脏就像抽水泵一样，含有水谷精微的血液随着心脏的搏动，通过经脉汇聚到肺里，然后通过肺的呼吸功能完成气体交换之后，再通过经脉回到心脏，最后输送到全身。

中心脏为原动力，而肺气起着辅助的作用。

脾和肺的关系就像是园丁与花园一样。人体的水液代谢需要多个脏腑来共同完成。脾与胃、小肠合作将水液进行消化、吸收，化生津液，再通过运化和升清功能将这些津液向上输往肺，再经肺布散全身，发挥其滋养脏腑、润泽官窍的作用。在这个过程当中脾就跟园丁一样每天辛勤打理花园，给花浇水施肥。而花园就像肺一样将其土壤中的水分和养料输送给花，而花就相当于身体脏腑。保证机体的营养水分供给的同时，肺还得负责将人体代谢后产生的多余的水分传送给肾，经尿液排出体外。

中医学认为脾是生痰之源，而肺是贮痰之器。意思就是说痰湿与脾、肺有着密切的关系。如果其中有一个出现问题，都会造成水液代谢受阻。脾的运化功能、肺的宣发和肃降功能就会下降，多余的水分就不能及时排出体外。人就容易出现水肿，止不住地咳嗽、咳痰等症状，这些症状都是脾、肺功能下降的具体表现。

● 五脏名词解释　　　　　　　　　　　　　　　　　STUDY

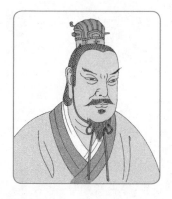

相傅之官

传说"相傅"是商朝第一宰相。在他的辅佐下，殷商高宗武丁安邦治国，开创了历史上有名的"武丁中兴"的盛世局面。心为君之主，肺为相傅。肺的"宰相"职能主要体现在辅心行血上。

脾与肾，先天之本与后天之本

《黄帝内经》讲"肾者，作强之官，伎巧出焉。""作强之官"通俗地讲，相当于武士，也就是指大力士。通常都是站在君主或将军身边护卫他们的。说到大力士，我们首先想到的就是力气大，为什么拿它来比喻肾呢？我们都有这种体会，在搬重物的时候，腰部要使劲才行。肾就位于腰两侧，实际上腰使劲就是肾在起作用。一个人腰好不好可以判断他的肾功能情况。如果一个人老是腰板挺不直，哈着腰，肾功能肯定不行；如果腰使不上劲，肾气肯定就虚了。要想当大力士，一是要有很大的力气，这是基础；再一个必须要有一颗忠诚之心，要随时保护君王、将领的安全。肾就好比大力士一样，首先自身要强壮，有力气才行。古代作战都有战车，君王或者将领在战车上，身边都会有一个护卫。路不好走，战车陷进泥沼里出不来了，这时候就要看护卫的了。他必须马上下来，把战车从泥沼中拉出来，再继续前行。所以没有力气是办不到的，这实际上就像是肾的功能。

《黄帝内经》认为肾为"先天之本"，主藏精，而脾为"后天之本"，主运化。两者一个是先天，一个主后天。肾精是生来就有的，源自于父母的遗传，就像是家里的产业一样，是父母留下的。脾则相当于自己的能力，靠后天的努力得来。要理解这一点并不难，就如同现在梦想着创业的年轻人，他们需要得到父母的支持，自己也要具备相当强的能力才行。家业就像父母的支持，是先天之本，个人的能力就像是后天之本。在个人能力相当的情况下，家里各方面条件好的，更容易实现创业梦想。因为基础好，底子厚，先天条件占了优势。这就好比肾功能强的，比一般人的身体更好，更有力气一样。相反，没有什么家业基础的人是不是就没有机会创业成功呢了？也不是。这就需要后天付出比常人更多的努力才能办到。从古至今，白手起家的人不计其数。他们的成功创业又为其下一代创造了先天条件。也就是说，先天肾功能不好的，可以通过后天的锻炼来提升和加强。由此可以看来，"先天之本"和"后天之本"是可以互相转化、互相促进的。也就是说肾为脾胃功能的发挥提供支持和保证，反过来先天肾功能不强的，可以通过后天调理脾胃加以改善。

我们要了解经络的意义在于我们能够通过它们来了解病理变化，以及时做出调整，加以调理和治疗。比方说，脾经闹"脾气"了，那么它所经过的部位就会有相应的症状提示我们，如腹胀、便秘、胃痛、嗳气、足大趾动作不灵活等。再比方说，胃经循行的部位如面部、胸腹部、腿部出现不适症状等，可能是脾胃功能不好。年轻人脸上长出青春痘，就是胃火太旺所致，要从根本上治疗，从胃经着手定能收到满意的效果。

脾胃常被称之为"气血生化之源""水谷之海"。脾经和胃经从头到足贯穿整个人体，堪称贯穿生命的"能量线"，只要保证它通畅无阻，气血自然就旺，气血充足，人自然就健康。

图解养脾胃速查手册

肾是"先天之本"，主藏精；脾为"后天之本"，主运化。肾精是与生俱来的，就像是家业一样；脾则相当于自己的能力，靠后天的努力得来。

相傅与作强之官

肾为"作强之官"，即大力武士，武士必须要身强力壮才行。人搬重物时腰要使劲，实际上肾功能在起作用。

古代作战都有战车，君王或者将领在战车上，身边都会有一个护卫。大力士通常都是站在君主或将军身边护卫他们的。

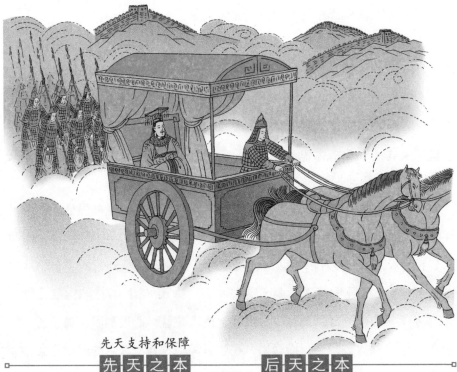

先天支持和保障

先天之本　　后天之本

后天调理加以改善

肾为"先天之本"，主藏精。肾精源自于父母的遗传，是与生俱来的，就像是家里的产业一样。

"先天之本"和"后天之本"是可以互相转化，互相促进的。肾为脾胃功能的发挥提供支持和保证；先天肾功能不强的，也可以通过后天调理脾胃加以改善。

脾为"后天之本"，主运化。脾相当于自己的能力，靠后天的努力得来。

认识贯穿生命的"能量线"

脾胃很重要的一项工作就是运输，这就要依赖相关的经络了。脾和胃相对应的经络分别为足太阴脾经和足阳明胃经，这是十二经络中相当重要的两条经络，二者一脏一腑，互为表里。

我们先说说足太阴脾经。它从足大趾末端开始（隐白），沿足趾内侧赤白肉际（大都）上行，经核骨（第1跖趾关节内侧圆形突起），上向内踝前缘（商丘），上小腿内侧，沿胫骨后缘上行，在内踝上8寸处，交出足厥阴肝经之前，上膝股内侧前缘，进入腹部，属于脾，络于胃，通过膈，夹食管（旁络大包，会中府），连舌根，散布舌下。本经脉分支从胃别出，上行通过膈肌，注入心中，交于手少阴心经。

要找足阳明胃经并不难，它起于鼻（迎香穴），上至鼻根处，向下沿鼻外侧，进入上齿槽，回出挟口旁，环绕口唇，向下交会于颏唇沟，向两侧至下颌角，向上经耳前、颧弓，沿发际，至前额。它外行的主干，从锁骨上窝向下，经乳中等穴，向下夹脐两旁，进入气街。胃经有4条支脉，第1条从下颌角前，经颈动脉，沿喉咙，进入缺盆，通过膈肌，属于胃，络于脾。第2条从胃口向下，沿腹里，在腹股沟动脉处与外行的主干相会合。由此下行经髋关节前，沿腿外侧，上足背，进入中趾内侧趾缝，出次趾末端。第3条从膝下3寸处分出，向下进入中趾外侧趾缝，出中趾末端。第4条从足背分出，进大趾趾缝，出大趾末端，接足太阴脾经。

这两条经络在外循行于体表，在内连接脾和胃，并与其他脏腑器官密切联系和配合，共同生产并输送血液，从而保证整个机体的正常运

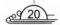

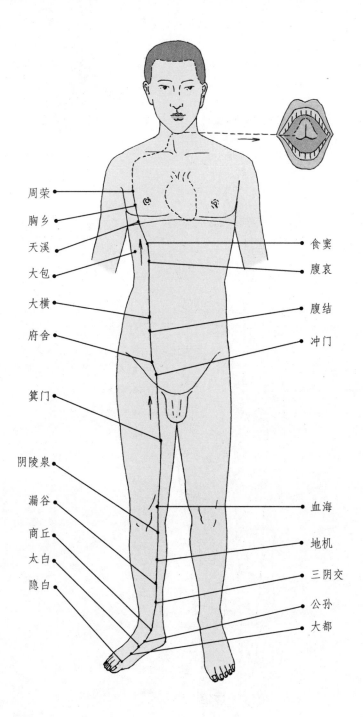

周荣

胸乡

天溪

大包

大横

府舍

箕门

阴陵泉

漏谷

商丘

太白

隐白

食窦

腹哀

腹结

冲门

血海

地机

三阴交

公孙

大都

图解养脾胃速查手册

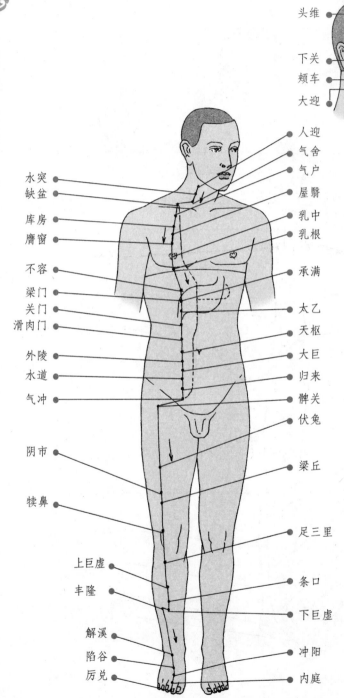

头维

下关
颊车
大迎

承泣
四白
巨髎
地仓

人迎
气舍
气户
屋翳
乳中
乳根

水突
缺盆
库房
膺窗

承满

不容
梁门
关门
滑肉门

太乙
天枢
大巨
归来
髀关
伏兔

外陵
水道
气冲

阴市

梁丘

犊鼻

足三里

上巨虚
丰隆

条口

下巨虚

解溪
陷谷
厉兑

冲阳
内庭

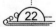

转。它们的关系就像地面上两根独立的竹子一样，实际上在土壤下面二者是盘根错节，紧密相连的。

脾经、胃经病的浅症表现及治疗

脾经病

我们常说"冰冻三尺，非一日之寒"，这说明什么事情都不是一蹴而就的。同样，疾病的发生也不是三两天的事，事先肯定会给予我们一些提示。我们怎样知道脾是不是有毛病了呢？下面的一些征象会告诉你。

脾病常见的一个信号就是舌头不灵活，也就是中医所说的"舌本强"。因为脾经从下向上经喉部止于舌根下，舌根是终点。舌头僵硬不灵活，则可能是脾脏有毛病了，如果是"舌本痛"，即舌头根底下痛，且舌头不能晃动，那就说明脾病已经加重了。要加以重视，调理脾经。

脾经病的浅证还表现是"胃脘痛"。并伴有腹胀，不能进食，呕吐，打嗝。这是因为脾的运化功能受阻造成的。吃进去的食物还没来得及消化，再进食，肯定要吐，要不然胀得更厉害。运化不畅，肚子里的气排不出去，就要上逆，即打嗝。《黄帝内经》给我们指出了解决这些烦恼的方法，它说："得后与气，则快然如衰。"意思就是说当脾运化功能失调的时候，放个屁，大、小便，或者出汗，腹痛、腹胀感就能得到缓解。

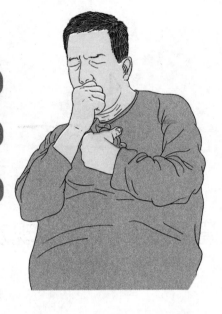

体形肥胖

皮肤油腻

舌体胖大

头身重困

胸闷痰多

懒动嗜睡

脾主肌肉，脾犯病了，人就会感觉全身酸痛、乏力。肥胖的人，大多不爱运动，脾运化功能不强，形成了痰湿体质。要想健康减肥，还得注意调整自己的饮食结构，多参加运动，这样脾脏的功能就会加强，湿气才能尽快排出体外。

胃经病

对于胃经病的征象，《黄帝内经》做了很具体的描述。人会经常不自主地哆嗦。即《黄帝内经》中形容的"洒洒振寒"。胃经属阳明燥火，经常打哆嗦就是胃火不足的表现。这就好比在野外烧火取暖一样，火烧得不旺，人得不到足够的阳气，身体就会冷得发抖一样。

善伸数欠。就是经常打哈欠，这是胃寒、胃虚的表现。中医学认为"气从胃来"，打哈欠可以让胃气更旺一些。这其实也是人体自身调节的一个表现，因为人在打哈欠的时候，胃部能得到拉伸，胃里的寒气得以排出一部分，人会觉得舒服一些。

鼻衄。也就是流鼻血。脾胃有统血的作用，而血往鼻腔外涌，则说明脾胃功能不好。

喉痹。就是咽喉疼痛。因为胃经经过喉部。胃气不能下降，咽喉就会因得不到滋养而出现干燥、疼痛的感觉。就像庄稼因得不到雨水滋润而干枯，甚至死亡。

牙痛。胃经经过上唇部，所以通常是上牙痛。这时候只要针刺内庭穴就能缓解。

肿胀。由于人体脾胃运化功能减弱，痰湿不能及时排出，淤积于体内造成的。

膝关节痛。即《黄帝内经》中说的"膝膑肿痛"。胃经经过膝盖处，中医常说"不通则痛"，这个部位疼痛，往往是经络不通造成的。很多人特别是中老年人都有膝痛的毛病，这可能就是胃经不通造成的。

消谷善饥。意思就是说，刚吃完饭就觉得饿，就是胃火太盛导致的。

情绪狂躁或忧郁。胃火太旺，而脾胃运化输布功能又不能正常发挥的情况下，人的精神可能就会不受控制，从而做出一些异于常人的举动来，比方说狂奔不止，或者脑子里产生一些不切实际的幻想。会不自然地感到害怕和不安。

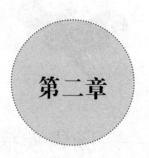

第二章

听！
脾胃发出的警笛声

❀　❀　❀　❀　❀　❀　❀

　　对于"亚健康"三个字，大家似乎见怪不怪了。因为现在80%以上的人已经加入了"亚健康"的阵列中。试问一下自己是否真是"亚健康"中的一员，则不妨以症入座就明白了。如果你经常口中有异味、睡觉打鼾、流口水、面色暗淡、萎黄或是胃痛、胃胀，还是经常便秘、腹泻或者动不动就大发雷霆、独生闷气……虽然这些都是平常看似很普通的不适证而已，其实，这些症状无疑是脾胃发出的警笛声。说得直白一些，就是你的脾经或胃经正在遭受病邪之扰。如果以上症状达到三点以上，则真诚地奉劝你，要好好善待自己的脾胃了，否则在不久的将来会发展成为慢性疾病或重病。

口中异味——肠胃疾病的信号弹

很多人都面临着口臭的尴尬，不仅自己觉得难受，也让别人感觉厌恶。虽不是什么严重的疾病，但危害却比一般疾病大得多。因为有口臭的人往往不敢近距离与他人交往，正常的人际交往、情感交流会受影响，时间长了，还会让人产生自卑的心理，让人"有口难言"。

有的人很是苦恼，虽然每天刷很多次牙，但还是有口臭。其实口臭不单单是口腔不卫生引起的，胃肠疾病也是主要原因，如消化性溃疡、慢性胃炎、功能性消化不良等，都可能伴有口臭。

中医学认为，口臭的发生大多与胃热有关。胃热，就是胃火过旺。中医学认为，这是热邪犯胃引起的。比方说，夏天气温特别高，有的人就会感觉胃不舒服，吃不下饭，就是这个原因。本来胃火就大，有的人还爱喝酒；有的人特别爱吃辣的；还有的人经常吃些特别油腻的食物，这些不良的饮食习惯就加剧了胃热，就好像炉火已经很旺了，再给它加点儿柴火，就会更热。胃热的人，经常觉得饿，总想吃东西，食物堆积太多，不能及时排空，吃进去的东西就会异常发酵，产生特别的气味。这些气味反流入口腔，则会出现口腔异味，口臭由此便产生了。胃热的人往往还会伴有便秘、胃痛、消化不良、烦躁等症状。这些由胃热引起的胃肠疾病，更加剧了口臭。

根治口臭除了注意口腔卫生，还要养成良好的饮食习惯，最重要的还得从调理肠胃入手。

口臭（口中异味）

口臭一般是胃火过旺的表现，要想远离口臭，必须从调理脾胃做起。

口臭的危害

口臭是一个令人尴尬但不得不面对的一个难题，不仅自己觉得难受，也让别人感觉厌恶。

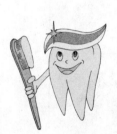

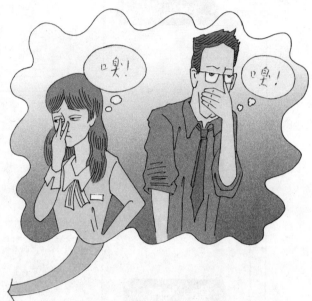

口臭不单单是口腔不卫生引起的，胃肠疾病也是主要原因，如消化性溃疡、慢性胃炎、功能性消化不良等都可能伴有口臭。所以单靠刷牙解决不了口臭问题，注重脾胃的保养是关键。

产生的原因

　　炎热的天气，不良的饮食习惯可增加胃里的热气，热邪犯胃，人就特别能吃，来不及消化的食物大量堆积在胃里异常发酵，产生的异味反流入口腔，口臭便产生了。

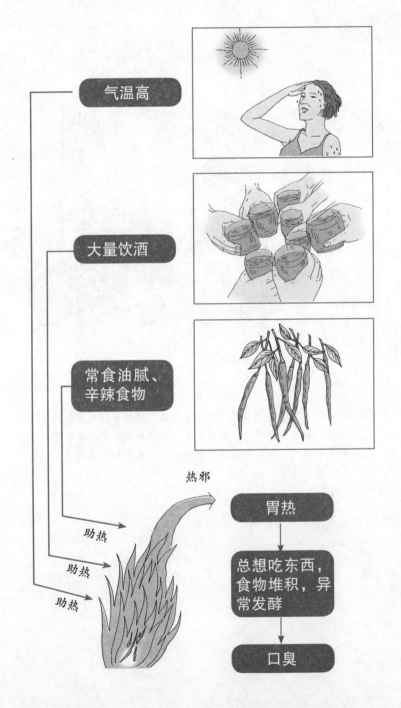

气温高

大量饮酒

常食油腻、辛辣食物

热邪

助热

助热

助热

胃热

总想吃东西，食物堆积，异常发酵

口臭

调理肠胃预防口臭的小偏方

偏方一：藿香、白芷各12克，葛根30克，木香10克，公丁香6克，用水煎服，分数次含漱。每日1剂，治口臭效果好。

偏方二：取适量竹皮，放入砂锅内烤干，再把它研成粉末用来刷牙，可去口臭。

睡觉打鼾——脾脏功能走下坡路

生活中有很多这样的人，脑袋一沾枕头就能睡着而且鼾声如雷。身体在极度疲劳的情况下，偶尔打鼾是正常的，但如果是经常性的话，那就是一种病态。医学上，打鼾被称为"睡眠呼吸暂停综合征"。据科学统计数据表明，男性打鼾较为严重，男女发生的比例是6：1。就时间上来说，男性打鼾较女性早，20岁以后就有可能发生，而女性多发生在40岁以后。

引起打鼾的原因

中医学认为，睡觉打鼾也可能与脾脏功能下降有关。《黄帝内经》认为"脾主全身之肌肉"，脾脏不好的人，就会出现"脾不束肌"，肌肉不受约束了，自然就会变得松弛、无力。为什么肥胖的人一般都有睡觉打鼾的毛病，因为他全身肉太多，脾不能束肌造成的。

我们可以仔细观察一下打鼾者小舌头处的肌肉，看看是不是出现了下垂、无力、松弛的现象。这个地方的肌肉松弛会导致咽部组织堵塞，引起上呼吸道塌陷，气流只能通过两者之间的狭窄部位进入呼吸道，气流不畅会产生涡流并引起振动，这就是打鼾的原理。这可不是一般的问题，因为严重时候呼吸道可能会被完全阻塞住，人就会感觉呼吸困难，甚至暂停，有的人甚至会在睡眠中因窒息猝死。所以，睡觉经常打鼾不是小事情，一定要引起足够的重视。

 睡觉打鼾

睡觉打鼾是脾虚的表现，要改善睡觉打鼾的坏毛病，就要注意调理脾胃，调整饮食习惯，多运动，特别是舌部运动。

脾虚是引起打鼾的重要原因

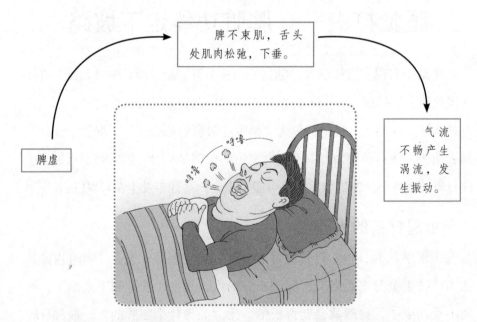

脾不束肌，舌头处肌肉松弛，下垂。

脾虚

气流不畅产生涡流，发生振动。

脾主肌肉，脾脏不好的人，肌肉就会变得松弛、无力。舌部肌肉下垂、无力、松弛会导致咽部组织堵塞，引起上呼吸道塌陷。当气流通过两者之间的狭窄部位进入呼吸道时会产生涡流并引起振动，人就会打鼾。

有效改善打鼾

饮食：睡前尽量不要饮酒、喝浓茶和咖啡，也尽量不要服用如含乙醇的药物及镇静药、抗过敏药等，平时可多吃一些健脾利脾的食物，如山楂、大枣、山药、红薯、白果、银耳等。

睡觉姿势：侧着睡，不要躺着睡，这样可以保持呼吸顺畅。

加强锻炼：特别是舌头的锻炼。做法如下：嘴巴微张，将舌头尽量伸出，时间保持5秒，再收回，反复做 5 次；将舌头伸长，左右摆动，反复做36次。做完之后，将口中的津液分数次吞咽下去。此方法可以很好地锻炼舌头肌肉，对治疗打鼾很有益处。

改善措施

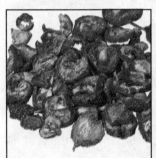 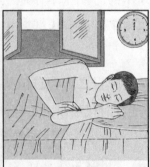 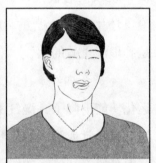

| 远离刺激性食物，多吃健脾和胃的食物，如山楂、山药等。 | 睡觉姿势宜侧不宜躺，侧着睡觉，使呼吸更畅通。 | 多运动，除了户外运动，还应加强舌部肌肉的锻炼。 |

嗑睡连连——都是脾乏惹的祸

好长时间没看见老王了，最近见着他，整个人消瘦了好多，一副无精打采的模样。我问他怎么了？他说："也不知道怎么了，最近常感觉浑身无力，肌肉酸痛，还老想睡觉，又睡不沉。"不只是老王有这样的烦恼，据调查数据显示，我国每100个人当中就有5个人有嗜睡困扰。学生上课总睡觉，学习成绩肯定受影响；上班总睡觉工作效率低，频频挨老板批评；开车的时候止不住地想睡觉，注意力不集中，险象环生。这已严重影响到了学习、生活和工作，总结原因，很可能是脾虚湿重惹的祸。

《黄帝内经》上说："脾胃之虚，怠惰嗜卧。"意思是说，脾胃运化功能下降了，湿气不能及时代谢出去，身体就会出现沉重、精神不振、想睡觉或胸闷的症状。脾虚的人，一般湿气都重。脾虚和湿重分别就像是风筝和风筝的线一样。风筝想往高处飞，但是风筝线却死死地把它拽住，不让它飞跑了，风筝就飞不高。正如湿气一样紧紧地绑住了脾，脾使出浑身解数也没法将升清功能发挥出来，清气就到达不了大脑，大脑就会昏昏欲睡。嗜睡的人除了精神不振，身体慵懒，可能还会伴有手脚冰凉，晚上睡不着，或者睡着了经常做梦，喜热怕冷，胡思乱想等现象。脾虚是造成湿盛的原因，而湿盛是脾虚结果。它们之间互相牵制和影响。所以要告别嗜睡的烦恼，需要从健脾和化湿两方面入手。

脾胃运化功能下降，导致大量湿气瘀滞在体内，这是造成疲乏嗜睡的重要原因。

脾虚和湿盛

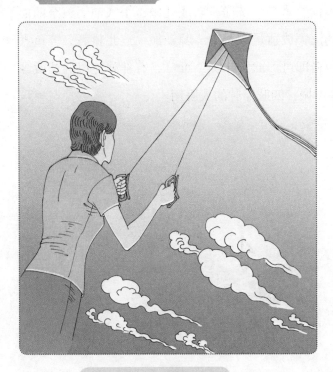

脾　虚

脾虚就像极力想摆脱风筝线束缚的风筝一样，想摆脱湿重的捆绑。

原因　结果

湿　重

湿气紧紧地困住了脾，使它无法发挥升清功能，清气就到达不了大脑，大脑就会昏昏欲睡。

脾虚是造成湿盛的原因，而湿盛是脾虚结果。它们之间互相牵制和影响，就像是风筝和风筝的线一样。

脾虚湿盛

嗜睡

- 精神不振、注意力分散。
- 身体疲倦、慵懒乏力。
- 失眠多梦、胡思乱想。
- 喜热怕冷、手脚冰凉。

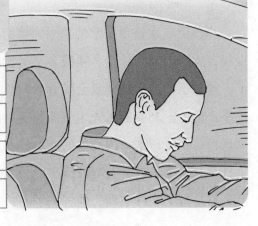

改善嗜睡有妙招

中药方：连翘20克，丹参、炒杏仁、生薏苡仁、白豆蔻、金银花、黄芩、黄连、炒栀子、茯苓、柴胡各10克，泽泻、川牛膝、厚朴、龙胆草、熟大黄各6克，生麻黄3克，野菊花1克。煎水喝，连服7剂，嗜睡的症状可以改善。

饮食方：乌鱼冬瓜汤。将乌鱼洗净，斩成几段，下入油锅煎至两面鱼皮微黄，加入适量鸡汤，放适量葱、姜、蒜，加一点儿料酒，等鱼煮熟了，再加一点儿胡椒粉即可。此汤味美、可口，有补脾祛湿的功效，适用于头晕乏力，精神不振，四肢浮肿的人服用。

成年人流口水——脾弱的信号

小孩流口水是很正常的，因为他们的唾液腺还没有发育完全，口腔很浅，牙齿也没有长全，唾液多了又没有"闸门"拦着，口水就流出来了。这种正常的生理现象会随着慢慢长大而消失。而成年人流口水则有些不正常了。25岁的张先生就面临这样的尴尬处境：他每次睡觉醒来都发现自己在流口水，因此他的衣肩和枕巾总有异味。有时候只是在办公室打个盹，嘴角都会有唾液流出。张先生为此苦恼之余还有点儿担心自己是不是得了某种疾病。他咨询了一位老中医，在排除了其他可能后，

你是否有睡觉流口水的经历呢？是不是不以为然呢？如果是经常的话，你得好好关照一下自己的脾脏了。

流口水与脾虚有关

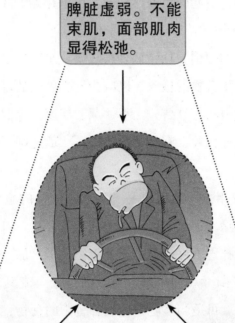

脾脏虚弱。不能束肌，面部肌肉显得松弛。

睡觉姿势不当。趴在桌子上睡、侧卧睡觉，容易引起流口水。

常吃刺激性的食物。像辛辣食品，易导致脾功能受损，引起脾热。

锻炼舌头，改善脾虚

舌为心之苗，脾之外候

意思是说舌头与我们的脾脏也息息相关，脾虚者可以通过活动舌头来改善。

操作方法：双唇微张，将舌头伸出，伸到最长时，保持5秒再收回，反复做36次。伸长后也可以向左右摆动，反复做36次。做完之后，可以再将刚才分泌出的大量津液分次咽下。这套方法对治脾虚效果也很不错。

医生告诉他很可能是脾胃出问题了。

《黄帝内经》中有"脾在液为涎"的说法，"涎"即口水，意思是说流口水是脾的问题。中医学认为，脾主肌肉，开窍于口，涎为脾之液。我们全身的肌肉都靠脾来约束，一个人脾功能好不好，看看他面部肌肉松不松弛就知道，脸上肌肉松的人睡着后口会张开，口水就很容易流出来了。这种情况多因包含失调、劳逸失度或者久病体虚引起脾胃功能下降，痰湿困脾，引起脾胃湿热，或者胃里存食下降，胃热上蒸造成的，这也就是中医所说的"胃不和则卧不安"。

要改善流口水的习惯，饮食调理很重要。平时要少吃一些刺激、辛辣的食物，减少油腻食物的摄入，以减少发生脾热的可能；可以多吃一些根茎类食物，如山药、红薯、土豆、藕、胡萝卜等健脾食物。脾虚了就要补，但不是大补特补，有句话说得好："欲速则不达。"所以，补脾要注意循序渐进。

除了小孩和成年人，老人也是"口水一族"的主要会员。老年人流口水的原因在排除了中风、面瘫、帕金森综合征、口腔炎症等疾病的情况下，很可能是脾胃不好或肾亏。人年纪大了，加上不健康的生活习惯，很容易出现肾阳亏虚的情况。所以治疗老人流涎，除了健脾益气外，还需温补脾肾。可适当多吃一些温补肾阳的食物，如韭菜、羊肉、狗肉、河虾、海虾、黑芝麻、板栗、大枣、龙眼肉等。

人平时不流口水，一睡觉就流口水的人，除了在饮食上加以调养外，还要注意调整一下睡姿。

5

谈"糖"色变——胃经、脾经运行不畅

现在虽然人们的生活水平提高了，但是糖尿病患者却越来越多，特别是中老年人，患病率比较高，因此，有人称之为"富贵病"。这些年，糖尿病的发病群体还在迅速扩大，年轻人甚至有的小孩子也成了糖尿病发病人群。这个病就目前的医学水平来讲还很难根治，以至于人们谈"糖"色变。

糖尿病在中医学中属于"消渴症"的范畴。中医对于糖尿病的研究由来已久，《灵枢·本脏》中就有"脾脆，善病消"的记载。"脾脆"意思是脾气虚弱，"善病消"，指能吃，吃得很多，一会儿就消化了，还是觉得饿。这跟糖尿病的症状一致。糖尿病最主要的表现就是吃得多、喝得多、尿得多，并且日渐消瘦。

肝脾受寒化热是引起糖尿病最直接的原因。肝和脾脏热气太旺则会使火气往外蔓延。烧到肺，就会引发肺燥，这时候人会感觉口干舌燥，想喝水，但喝多少还是不解渴，就好像森林着火一样，如果不把火源及时浇灭，那火苗就会到处乱窜，再要把火完全熄灭就很费劲了。如果肺里面的这股热气还没有及时控制住，火气会继续向下传到胃里，引起胃燥。就像高速运转的机器一样，工作起来没完没了，不知疲倦。我们吃进去的食物一转眼就消化了，很快又饿了，饿了又得吃东西，所以糖尿病病人不停地吃东西还经常饿，就是胃燥引起的。脾受热，还会连累肾脏，引起肾亏、肾虚。肾固摄水液的能力就下降了，尿就多。糖尿病患者虽然能吃，营养没有被充分吸收，就直接通过尿液排出体外了，如此身体得不到足够的营

脾胃经受寒化热，运行不畅是引起糖尿病的重要原因。肥胖的人、精神紧张的人、更年期妇女、老年人、有糖尿病家族史的人最容易患此病。

糖尿病的成因及表现

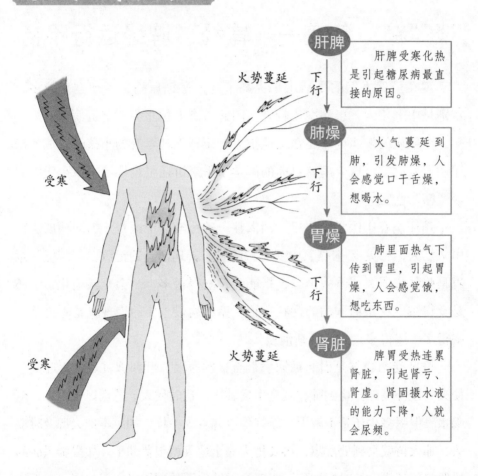

火势蔓延

受寒

受寒

火势蔓延

肝脾

肝脾受寒化热是引起糖尿病最直接的原因。

下行

肺燥

火气蔓延到肺，引发肺燥，人会感觉口干舌燥，想喝水。

下行

胃燥

肺里面热气下传到胃里，引起胃燥，人会感觉饿，想吃东西。

下行

肾脏

脾胃受热连累肾脏，引起肾亏、肾虚。肾固摄水液的能力下降，人就会尿频。

肝脾受寒化热，火气蔓延至肺、脾、胃、肾里，人就会吃得多，喝得多，尿得也多，时间长了，人会日渐消瘦，这是糖尿病病人的常见症状。

养，自然就会越来越瘦了。

再从中医的角度给大家介绍糖尿病的发病原因及症状，以便患者能更好地了解自己的病情。糖尿病其实本身并不可怕，得了这个病也不要紧张。患者只要积极配合医生治疗，按照医生的嘱咐，按时吃一些降血糖的药物，定时去医院做检查。另外，自己多掌握一些关于糖尿病的常识，平时在注意饮食的同时，还要多加强脾经的锻炼。做好自我保健和治疗，将它控制在最安全的状态下，要长命百岁也不再是什么难题了。

健康小贴士

皂角刺伸筋草治糖尿病

皂角刺30克，伸筋草、穿山甲、川乌、苏木、草乌各10克。将上药一起放入锅中，加适量清水，煎煮30分钟后，去渣取汁。倒入泡脚盆中，加2000毫升开水。先熏蒸，等到水温适宜了再泡脚，每次泡约40分钟，早、晚各1次，15天为1个疗程。此方具有燥湿止痛、消热解毒的功效，适用于糖尿病患者。

泡脚疗法治疗糖尿病

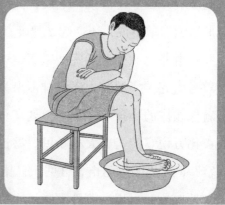

肥胖——脾虚痰湿是祸首

　　人太瘦了，弱不禁风易得病，像林黛玉。那太胖呢，也不行，同样会得病，像高血压、高脂血症、高血糖、冠心病等。通常胖人行动比常人迟缓、笨拙。比方说，上楼，搬个重东西都得气喘吁吁，累得不行。肥胖影响形象不说，还会透支健康。

　　肥胖是怎么引起的呢？中医学认为，肥胖其实也是脾虚的表现，脾虚就易引起"痰湿"。痰湿排不出去，只好藏在厚厚的脂肪下。这些痰湿就像顽皮的小孩一样不甘心老在一个地方待着，它会在人体内四处游荡。比方说它游走在大小肠里，易让人拉肚子，或者跑到肺里面"大闹天宫"，使人咳嗽不止。可见，肥胖也是引起其他疾病的一个诱因。

　　要减肥，可以从调脾理脾经入手。如何调理？《黄帝内经》主张顺应自然规律，它认为："年有十二月，日有十二时，五脏六腑有神明"，这句话的意思就是说，五脏六腑的保养应当注意季节和时辰。从季节来讲，"长夏应于脾"夏季是养脾的好时机；一天当中，巳时最佳，从一天当中具体时段来讲，巳时是健脾的最佳时机。脾本性"喜燥恶湿"，我们要顺着它的脾气喜好，尽量远离潮湿的环境，以免湿邪困脾。

　　肥胖与家族遗传也有一定的关系。有的人可能就会比较沮丧了，既然是天生的，我也没有办法改变，就这样吧。这种想法是不对的，在饮食起居，生活习惯上加以调整是可以瘦下来的。首先得强化自己的自制力，对高脂肪，高热量的食物如巧克力、奶油、蛋糕等坚决说"不"；改掉吃夜宵的习惯；少喝酒，因为酒可以影响肝的代谢功能，容易导致

中医学认为，脾虚痰湿是导致肥胖的罪魁祸首。要想摆脱肥胖的烦恼，首先必须弄清导致肥胖的原因。

肥胖的标准

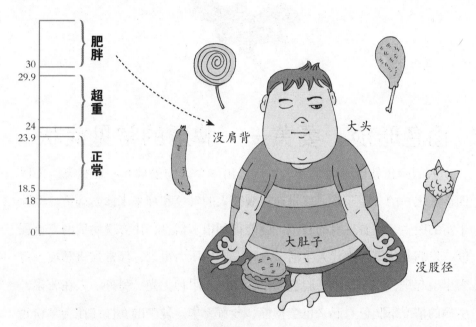

30	肥胖
29.9	
	超重
24	
23.9	
	正常
18.5	
18	
0	

没肩背　大头

大肚子

没股径

《黄帝内经》认为，坐下的时候很像一个"土"字，看起来头大面圆，肩背肥壮，肚子大而凸出，腿粗，全身肉多，这样的人算得上是肥胖之人。

健康小贴士

减肥妙方

山楂250克，干荷叶、浙贝母各100克，炙皂夹、生大黄、陈皮各50克，将以上中药一起研成细末，此为1个疗程剂量。每日取干药50克，用开水浸泡，取汁300毫升，早、晚各服1次，1个月为1个疗程。此方有健脾祛湿、润肠通便、清热解毒的功效，适用于脾虚痰重者。

运动减肥最有效

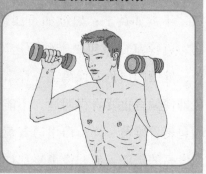

脂肪堆积；多动少坐。比如骑自行车上下班，每天跑步，有时间登山，既身心愉悦，又减了肥，何乐而不为呢？

面色暗淡、萎黄——脾虚的常见症状

　　人的脸色就像一面镜子，可以透出一个人的生理和心理状态。中医四诊法之一的"望"诊，就是通过观察人的气色和神采来诊断病情。经验丰富的医生，一看患者的脸色，就能得到很多信息，比方说病情的严重程度，发病部位等。现代人生活节奏快，工作压力也大，经常加班熬夜。每天早上起来，眼圈发黑，脸色苍白、暗沉，眼神无光。另外，人在劳累，生病的情况下脸色看起来也会憔悴，萎黄无华。爱美的女性往往会拿粉底遮盖美化一下，平时看起来还行，可一旦卸了妆，可能自己都会吓一跳，原来自己的脸色这么难看，有的人因此不化妆都不敢出门。

　　健康的肤色应该是怎样的呢？《素问·脉要精微论》有一大段描述："赤欲如白裹朱，不欲如赭；白欲知鹅羽，不欲如盐……黄欲如罗裹雄黄，不欲如黄土；黑欲如重漆色，不欲如地苍。"大意是说：脸色红润，就像拿白布包裹朱砂而透出的颜色，而不是像赭石一样的暗棕红色；健康的白色要像鹅毛一样富有光泽，而不是像盐那样黯淡无光；脸色即使偏青也要青得明润，不能像蓝色那样晦暗；黄脸则要像薄薄的绸缎包裹着雄黄一样，白里透着黄，而不是干燥的土黄色；正常的黑色要像发亮的黑漆，而非像黑炭那样。我们亚洲人脸色以黄色为主。健康的

图解展示 **脸色萎黄无光是脾脏的表现**

你是面色黯淡无光，萎黄苍白中的一员吗？如果是的话，说明你该好好关照一下你的脾胃了。

脸色是脾胃健康的一面镜子

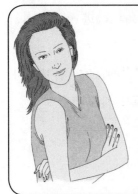

脾胃虚弱的人，往往看起来会眼圈发黑，脸色憔悴萎黄，眼神黯淡无光。爱美的女性往往会拿粉底遮盖美化一下。

VS

可一旦卸了妆，真实的脸色让自己大吃一惊，原来自己的脸色这么难看。可见，化妆只能起到暂时遮盖的作用，要想从根本上调理肤色，还要注意调理脾胃。

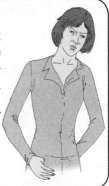

健康的肤色

健康的红，就像拿白布包裹朱砂透出的颜色，而非像赭石一样的暗棕红色。

健康的白，要像富有光泽的鹅毛，而不是像盐那样黯淡无光。

健康的黄，要像薄绸缎包裹着的雄黄一样白里透黄，而不是干燥的土黄。

健康的青，也要青得明润，不能像蓝色那样晦暗。

健康的黑，要像发亮的黑漆，而非像黑炭那样。

 健康小贴士 **参皮猪肚粥**

原料：猪肚1副，猪腰1对，党参30克，地骨皮30克，麦冬20克，粳米150克，葱白、精食盐、味精各适量。

做法：将党参、地骨皮、麦冬研碎，用纱布包裹；将猪肚、猪腰洗净，与药袋一起放入砂锅，加水适量，用文火煮至猪肚熟透；将药袋拿掉，放入淘净的粳米、葱白，文火熬成粥；加盐和味精调味，当点心或者正餐食用皆可。

功效：此方有补脾益气的功效，经常食用，可有效改善气色。

中国人脸色应该是白里透红、黄里透着光泽的。脸色就像白纸一样毫无神采的，多是贫血了；脸色枯黄无华，可能是黄疸；面色像黑炭一样，则可能肾不好，脸色发青，可能是有肝病。

"望"脸色可知疾病，观神采也是很重要的。透过眼睛流露出来的神采可以进一步帮助我们了解病情。脸色明亮润泽，神采奕奕，说明这个人身体健康；脸色萎黄无光，说明缺乏营养，就像干枯的竹子一样，这就是中医所谓的"少神"。人缺少神采，邪气就会趁机进入了身体，疾病就来了。

中医讲，脾胃为"后天之本"，只有时刻注意脾胃的保养，体内的正气才能战胜邪气，人才能少生病，面色看起来才会红润，神采奕奕。

胃痛、胃胀——胃不舒服在抗议

《黄帝内经》中说："人以胃气为本""胃者，水谷之海，六腑之大源也。"胃就像是储存饮食的大海一样，是生成营养物质供给五脏六腑活动的源泉，是人赖以生存的根本。

很多人都因为不按时吃饭，饥一餐饱一顿的，结果落下了胃痛、胃胀的毛病。即使是胃痛了，也没有引起重视。有的人咬牙坚持，一会儿好了，也就忘记了；有的人呢，则是胡乱吃点儿消炎药、止痛药了事，疼痛虽然有所缓解，但是胃病没有从根上得以治疗；有的呢，去药店买药，不管用，再换别的；有的实在痛得不行的，才去医院。这些方法只

胃是容纳和吸收食物的重要器官，五脏六腑的营养供给要靠它来完成，所以胃是人类生存的根本。

忽视胃部健康的表现

暴饮暴食、饥饱不定是引发胃痛、胃胀的直接原因。对于胃发出的"抗议"，很多人都没有引起足够的重视。

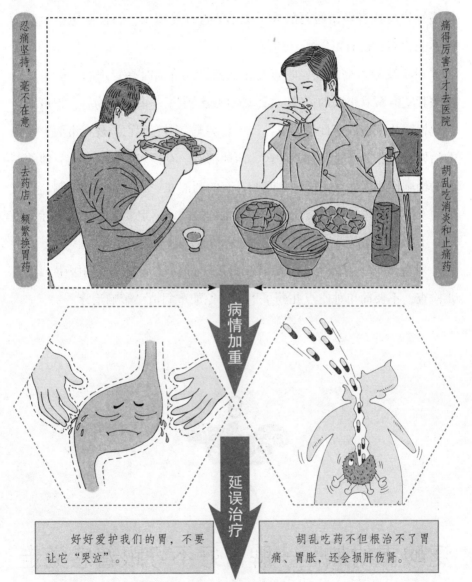

忍痛坚持，毫不在意

去药店，频繁换胃药

痛得厉害了才去医院

胡乱吃消炎和止痛药

病情加重

延误治疗

好好爱护我们的胃，不要让它"哭泣"。

胡乱吃药不但根治不了胃痛、胃胀，还会损肝伤肾。

没有从根本上解决胃痛、胃胀，反而加重病情，延误治疗。

第二章　听！脾胃发出的警笛声

47

能暂时解决问题，治标不治本，若不从根本上解决胃痛、胃胀，可能因延误治疗而加重病情。比方说，开始只是胃炎，自己不重视，时间长了可能发展成了胃溃疡、胃穿孔甚至是胃癌。

平时身体很棒的人，偶尔感觉胃痛、胃胀，还伴有恶心、呕吐和轻微发热的情况，多是吃坏了肚子造成的，也有可能是急性肠胃炎的反应。在这种情况下，吃一些消炎、止痛的药，多喝水也是可以的。如果是慢性胃炎或者经常腹泻的人，就不能这样处理了，自己乱服抗生素不但不能止痛，还有可能加重病情。

对于反复胃痛的人，吃点儿止痛药，或许当时是管用的。但是这种做法其实潜藏着很大的危险。胃溃疡的人误服了非甾体药物后，很可能会引起胃穿孔，造成急性腹膜炎，严重者甚至会引起死亡。现在市面上销售的治胃痛胃胀的药十几种，中药、西药都有。有很多药的成分是类似的，有的药副作用大，是不能经常吃的，有的药混在一起吃，互相克制，功效反而发挥不出来。所以，胡乱吃药是很危险的，一定要在医生的指导下服用。不要只顾吃药，病没好，反而把病情越吃越复杂。

对待胃痛、胃胀等不适症状，最安全的做法是及时咨询医生，早点儿检查，不要简单地吃点儿药了事，以免加重病情，影响治疗。

泛酸胃灼热——脾胃好不好跟着感觉走

不少人都有这样的感受，朋友在一块聚聚，吃点儿麻辣火锅，喝了

现代人由于快节奏的生活以及强大的工作压力，大部分人的胃都处于亚健康状态。因此，提醒您，对于胃部保护千万不要陷入以下四大误区：

胃部保护的四大误区

> **误区一：胃病不会传染**　一般人普遍认为胃病不会传染。但导致消化道溃疡、慢性胃炎的幽门螺杆菌会通过唾液或飞沫传染他人。
>
> **误区二：牛奶可治疗胃病**　喝牛奶有松懈胸肌、缓解疼痛的作用。但牛奶喝得太多反而会刺激胃部分泌更多的胃酸，令胃溃疡病情恶化。
>
> **误区三：饭后可散步**　饭后可轻松散步。若饭后做剧烈运动，会使血液流往其他处，造成消化不良。
>
> **误区四：胃病和心理因素无关**　胃病不仅是生理上的疾病，也和心理因素有关。脾气暴躁、长期心情不好、压力太大是造成胃病的因素之一。长期处于焦虑状态的人更易患胃病。对患有胃病的人来说，在饮食上还有一些方面需要格外注意。

拒绝胃病饮食四大忌

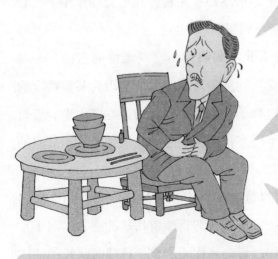

> 饥饿时，胃内胃酸、蛋白质酶无食物中和，浓度高，易造成黏膜自我消化。暴饮暴食伤害自我保护机制。胃壁扩张，食物停留时间过长促使胃损伤。

> 睡前吃的过饱或是喜欢吃夜宵，不仅影响睡眠质量，易导致肥胖，还刺激胃黏膜使胃酸分泌过多而诱法其他肠胃病。

> 咀嚼不细，狼吞虎咽，食物粗糙，会增加胃负担，延长停留时间，胃黏膜损伤。

咖啡、浓茶均为中枢兴奋剂。都通过反射导致胃黏膜缺血，胃保护功能受损。

两杯白酒。当时吃得挺开心，吃完了，胃里却不舒服了，感觉胸骨后心窝处有阵阵的灼烧感，胃里开始翻江倒海，刚吃进去的东西感觉像要一下全吐出来一样。等过一会儿，胃灼热感觉又慢慢消失了，也就不太在意。其实如果这种现象经常出现并伴有胃胀痛的话，一定要注意，这是中医学所说的脾胃不和的表现。据相关调查显示，100个成年人当中就有44个人平均每月要受一次胃灼热的困扰。这种灼烧感经常出现的话，人患上食管炎的概率要比常人高出8倍。所以千万不要掉以轻心，及早就医。

食物未经过完全消化而引起胃部酸性物质反流回食管，引起灼烧的感觉就叫胃灼热。《黄帝内经》上说："胃不和则卧不安""治病必求于本"。要找到引起胃灼热的真正原因，才能从根本上解决胃灼热的烦恼。不好的生活习惯是引起经常胃灼热的主要原因。比如说暴饮暴食、狼吞虎咽，经常吃生的、凉的、油腻的、麻辣的、高脂肪的食物，常饮烈酒，吃完饭躺着不动，或者是弯腰等。要避免胃灼热，这些不好的习惯要尽快改掉。

不当的睡眠姿势也是一个重要原因。食物反流是引起胃灼热的直接原因，休息的时候不注意姿势，会加重胃的烧灼感。如果平躺着睡觉，带有强酸性的胃容物长时间停留在食管里会损伤食管黏膜。头高脚低的睡姿较适宜胃灼热患者。身体上部抬高15°左右，在重力的作用下，食物会重新回到胃里，胃灼热感会得到缓解。

有的人会比较疑惑，为什么我不喝酒，不吃刺激性的东西，平时也经常运动，怎么我还是常感觉胃灼热不舒服呢？这是因为某些特定的食物也会引起泛酸。有的人吃过柿子会胃灼热；有的人吃完大枣会胃灼热；有的吃了大蒜会胃灼热。平时多注意观察总结，发现吃了不舒服的食物下次不要吃，或者少吃点儿，以免再引起胃灼热。

经常胃酸胃灼热的人，可以选择一些中和胃酸的药物，如碳酸钙片、氢氧化铝凝胶等，这些药物可有效缓解胃酸胃灼热的症状，但不宜长期服用，以免引起腹泻和便秘。胃灼热比较严重，持续时间长的话，最好去医院检查一下。

自己的身体只有自己最清楚，在疾病发生之前，往往会给身体传递很多的"信号"，比如说，脾胃出问题了，会伴有胃泛酸、胃灼热的感觉。抓住这个"信号"，及早调治，才能防患于未然。

泛酸胃灼热

胃泛酸胃灼热是指未经过完全消化的酸性食物反流回食管，引起的燃烧感。

饮食不节

不良的饮食习惯，如暴饮暴食，狼吞虎咽，常食生冷、油腻、辛辣、高脂肪的食物，常饮烈酒等。

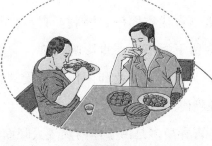

胃酸胃灼热

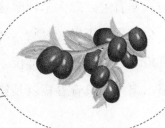

姿势不当

不当的姿势如饭后躺着或者弯腰，使带有强酸性的胃容物长时间停留在食管里，不仅会损伤食管黏膜，还会加重胃的烧灼感。

特定食物

吃了某些特定的食物如柿子、大蒜、大枣等，也会引起胃反酸胃灼热。

> 症状较轻的，可以选择吃一些中和胃酸的药物，如碳酸钙片、氢氧化铝凝胶等。但不要长期吃，以免引起腹泻和便秘。

> 如果胃灼热比较严重，持续时间又长，最好尽快就医。

青春痘悄悄"恋"上你——
体热太旺导致胃寒

青春痘即痤疮，古代称面疮，酒刺。青春痘长在脸上，会有痛痒感，处理不当还会留下瘢痕，严重影响美观。青少年把时间和精力放在了与"痘痘"的斗争上，学业和工作都会受到影响，很多患者甚至会产生严重的心理障碍。

中医学认为，青春痘多是由于体内热气太旺而引起的，体热太旺往往与胃寒有关。怎么来理解这种关系呢？我们来回忆一下胃经的循行线路，会发现它正好经过胸、肩、背及脸，特别是鼻、嘴唇周围等部位。青春痘就经常长在这些部位。胃经如果不畅，一定会通过身体的某些部位显示出来。长青春痘就是让我们知道，胃肠功能有问题了，也就是胃寒了。

青春痘为什么爱长在青少年的脸上呢？这是因为年轻人血气方刚，阳气充沛。胃里一有寒气，就会被体内的燥阳之气快速裹挟着往上蹿，四处寻找突破口，脸部皮肤便成了最好的通道，青春痘便产生了。

引起胃寒的原因有很多。很多人都爱喝冷饮，特别是夏天，冬天也有人喜欢吃，这样很容易造成胃寒。长期精神压抑、紧张也会引起胃寒，脸上就会长痘。这就是有的人已步入中年，成家立业了，脸上还不断冒痘痘的原因。

胃寒会导致痤疮，除了平时多注意面部的清洁，做好必要的防护工作。多吃一些能调理脾胃的蔬菜和水果，比如说胡萝卜、西红柿、菠菜、豆芽、地瓜等；尽可能地多喝水，有助于新陈代谢，排毒养颜；劳逸要结合，保证每天8小时的睡眠，不要熬夜；对于肠胃不好的人，养成定时排便的习惯，并每天晨起即喝杯白开水，早餐再喝杯牛奶，促使大肠菌产生乳酸，促进肠蠕动。这些对预防长痘和缓解痘痘症状都是十分有益的。

胃寒易引发青春痘

　　脸上长青春痘是体热胃寒的表现，平时除了注意脸部清洁外，还要多喝水排毒，多吃一些去寒暖胃的食物，保证充足的睡眠。

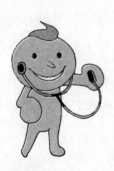

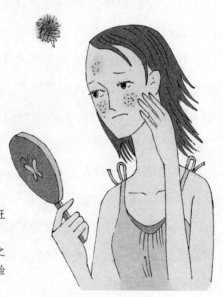

体热太旺导致胃寒

由于年轻人正处于成长阶段，体内血气旺盛，阳气充沛。再加上青少年往往易食冷饮，导致胃有寒气，则胃内的寒气被体内的燥阳之气快速裹挟着往上蹿，四处寻找着突破口，脸部皮肤便成了青春痘最好的突破通道。

腹泻、便秘——脾在作怪

偶尔地拉拉肚子，可能是吃坏了肚子引起的，不是什么大问题。但如果经常性地腹泻，且伴有腹痛、呕吐、发热甚至便血的症状就要注意了。与腹泻的"一泻如注"相反，便秘的人想要排便则难于"上青天"。有的人不堪忍受便秘的苦恼，只好求助于泻药。中医学认为腹泻和便秘都是脾在作怪。泄泻为病在脾，脾虚则湿盛，所以腹泻是脾虚所致；脾主运化，脾运化功能失调是引起便秘的主要原因之一。

《黄帝内经》上有"鸡鸣泄"的记载。指有些人每天会在公鸡打鸣的时候就拉肚子，这也是我们通常讲的晨泄。中医学认为，五更泻是肾阳虚造成。肾阳又称之为命门火，命门就是两肾间之动气，这种动气又叫元气。我们知道，肾是先天之本，脾是后天之本。脾的功能有赖于命门之火的温养。五更泻是脾肾阳气不足的表现，提升脾肾的阳气是治腹泻的根本。我们的膝盖外膝眼下4横指、胫骨边缘有一个治疗腹泻的穴位——足三里。这个穴位很好找，用掌心盖住膝盖骨，五指朝下，中指指尖处即是此穴。腹泻患者用拇指用力按揉此穴5分钟左右，刺激强度以有酸胀、发热感为佳，经常按揉，效果不错。

脾功能不好的人，同样也会便秘。因为脾为气血生化之源，主动化。脾气虚，气血就不足，运化能力受影响，肠道就会因"吃不饱饭"，而没有力气干活，粪便堆积在肠道里从而形成了便秘。就好像是河流里的小船一样。河道通畅，小船就游得快，河流干涸了，船就会搁浅，到不了目的地。

腹泻、便秘病在脾

经常性便秘和腹泻，不能掉以轻心，要当心脾胃虚弱来作怪。

腹泻和便秘

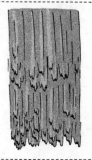

腹泻

"一泻如注"虽然痛快，却是脾肾阳气不足的表现。泄泻为病在脾，脾虚则湿盛。

便秘

与腹泻相反，便秘者想要排便是"难于上青天"。脾主运化，脾运化功能失调是引起便秘的主要原因之一。

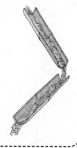

腹泻改善方法

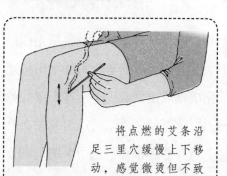

将点燃的艾条沿足三里穴缓慢上下移动，感觉微烫但不致灼伤为宜。此法可以改善肠胃功能。

足三里穴位于外膝眼下4横指、胫骨边缘，对此穴加以按摩和针灸能固肾益精，温脾助阳。用于治疗五更泻疗效好。

改善便秘食物

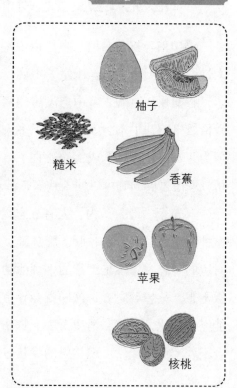

柚子

糙米

香蕉

苹果

核桃

不管是腹泻还是便秘，都要引起重视，也不能胡乱吃药。经常性地腹泻可能会引起身体严重脱水、消瘦、营养不良。便秘不能过分依赖泻药，泻药用多了，肠道会越干燥，反而会加重便秘的症状。要解决这两个大麻烦，可以试试用中药调理。中药安全且副作用小，治标又治本。请经验丰富的中医科医生诊断，再对症下药，只要按医嘱服用，效果就会很好。

思虑过度会闯祸——脾气郁结

梁山伯与祝英台的故事可以说是老幼皆知了，故事的结局是梁山伯因太过思念祝英台，以至于生了重病，不久就去世了。而英台得知梁山伯死了，心如死灰，跳入墓中。没想到两人化成蝴蝶比翼双飞了。这个凄美的爱情故事感动了不少人。也有很多人感到疑惑不解：堂堂七尺男儿怎么会因为儿女情长，思念成疾而死亡了，是不是有些夸张呢？从中医的角度分析，思虑过度的确可以使人致病，甚至死亡。

《黄帝内经》认为，人有五志，即喜、怒、思、悲、恐五种情绪。这五种情绪又与五脏心、肝、脾、肺、肾是相对应的。"脾在志为思"，脾对应的是思。思本是正常的生理活动，患"相思病"的人，往往茶不思，饭不想，只想着对方，这样就会导致脾气郁结不行，运化失调，食物也不能完全消化，人就会消瘦下去。脾伤则气血生化不足，身体其他的脏腑也会跟着"倒霉"。出现相应的症状。可见梁山伯与祝英台的故事并没有夸大其词。

我们这里讲的"思伤脾",不单单指"相思",也适用于用脑过度的人群。近几年出现了一个新名词叫"高考竞技综合征",患病者多为准备高考的学生。其主要表现是,难以集中注意力、记忆力减退,该记住的英语单词记不住;经常感觉十分疲劳等。其实,这都是过度用脑伤脾所致。

"思伤脾",那是不是就不要动脑思考了呢?也不是,正常的"思"是必要的,要不然怎么解决工作生活中出现的问题呢?相反,不动脑,人会变得呆滞、懒惰、身体肥胖等。如何思为好,关键要靠自己来把握这个度。

思虑过多的人要注意调脾胃。我给大家介绍一味既可药用,又可

图解展示 过度思虑影响脾胃功能

脾在志为"思",过度地思念一个人,或者是思考过多,都会伤及脾胃。

思伤脾

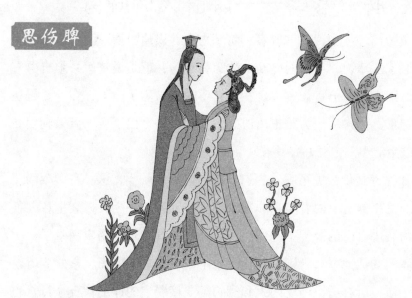

梁山伯与祝英台之间凄美的爱情故事流传至今,梁山伯因太过思念祝英台,以至于思念成疾。这个故事听起来好像有点儿夸张,但从中医的角度来分析,过度思念会损伤脾胃。

作为食材的药材——茯苓。茯苓归心、脾、肺、肾经，且药性平和，具有健脾利湿的功效。《神农本草经》就有茯苓"久服安魂养神，不饥千年"的记载。茯苓粉药店就能买，开水冲服，或者用牛奶冲服、煮粥喝都可以，后两者效果更好。经常用脑的人除了采取食疗的办法，最重要的还是要保持乐观豁达的心态，这样才不会因思患病。

脾气暴躁——降肝火调脾胃

《黄帝内经》中说："肝者，将军之官，谋略出焉。"将肝形容为将军。医家王冰说："勇而能断，故为将军"，就是说将军必须有勇有谋才行。因为他肩上责任重大。在内它要护卫君王（心），在外要勇猛杀敌（解毒），它还要为君王出谋划策。如果将军出了事，后果则很严重，所以生活中一定要好好关照它。

肝和脾胃是什么关系呢？它们就像是亲兄弟一样，这"哥俩"均属于人体的消化器官，两者关系非常密切。脾胃就像是个大口袋把各种各样的食物装进自己的肚子里，然后再将其里的营养精微物质吸收了，运送到身体的其他地方。肝则是消化系统里的一道过滤屏障，它的职责就像海关一样，所有进出国境的人和货物都要接受它的详细检查才行，想投机取巧，蒙混过关，门儿都没有！同样，就像我们喝的水必须经过层层滤净才能喝一样。所有经脾胃消化的食物营养进入血液都要经过肝过

有很多人总是会莫名其妙地乱发脾气，总感觉心里有火在熊熊燃烧，不吐不快，这其实是肝火过旺的表现。肝火太旺往往是由于胃里摄取了太多的有毒物质而引起的。所以要降肝火，首先要注重脾胃的调理。

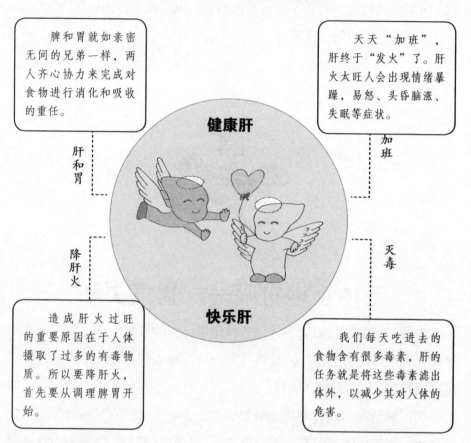

脾和胃就如亲密无间的兄弟一样，两人齐心协力来完成对食物进行消化和吸收的重任。

天天"加班"，肝终于"发火"了。肝火太旺人会出现情绪暴躁，易怒、头昏脑涨、失眠等症状。

肝和胃

降肝火

加班

灭毒

健康肝

快乐肝

造成肝火过旺的重要原因在于人体摄取了过多的有毒物质。所以要降肝火，首先要从调理脾胃开始。

我们每天吃进去的食物含有很多毒素，肝的任务就是将这些毒素滤出体外，以减少其对人体的危害。

滤，把食物里含有的毒素过滤掉。

我们的脾胃每天都要处理各种各样的食物，像一些油炸、腌制的、含有农药残留及添加剂的食物，甚至是化学合成的药物等，这些物品都含有大量的毒素。这些毒素经过肝的过滤后排出体外，最大限度地减少其对人体的危害。肝虽然很能干，但是总让它超负荷工作，可是会"发怒"的。有毒物质太多，肝就要加班加点，长期过度劳累，会引起肝充血，肝火上升。肝火太旺会出现情绪暴躁，易怒、头昏脑涨、失眠、阳痿、早泄等症状。

肝火太旺，很大程度上反映出我们胃里摄取了太多的有毒物质。所以要降肝火，首先要注重脾胃的调理。中医很讲究穴位疗法，我们脚上有一个很重要的穴位——阳陵泉，此穴可泄肝火。阳陵泉于人体的膝盖斜下方，小腿外侧之腓骨小头稍前凹陷处，以拇指用力按压，持续按摩3分钟，坚持一段时间。此法对降肝火疗效很好。

14

无休止地打嗝——胃气失和

嗳气，俗称"打饱嗝"，是各种肠胃疾病的常见症状。嗳气，在中医讲，属于"气机上逆"，是胃气失和的一种表现。嗳气形成的原因是多方面的，具体表现也不一样。

第一种情况，饮食不注意引起的，比方吃了过冷水果或黏滑难消化等食物，而损伤脾胃引起。《病源论》曰："谷不消，则胀满而气逆，所以好噫而吞酸。"意思是说，食物长时间积聚在胃里，会引起胃胀痛感，胃气就会往上跑，引起打嗝和吐酸水。在这种情况下产生的嗳气，会伴有一股难闻的酸腐臭味，声音听起来比较闷浊，不频繁，有时候一声就止，人会感到恶心、胸脘闷胀、食欲缺乏，大便有酸腐臭味或便秘。舌苔厚腻，脉象滑实。治疗这类因消化良而引起的嗳气可服用枳实导滞丸或保和丸。

第二种情况，外感风寒，不小心受了风寒，寒气侵入胃里而引起嗳气。《伤寒论》曰："伤寒发汗。若吐，若下解后，心下痞鞭，噫气不除。"描述的就是这种病情。这种嗳气的特点是嗳声响亮，次数频繁，胸闷不舒服，胁肋隐隐作痛，舌苔薄白，脉弦。

第三种情况，大病初愈的人或年龄大的人，脾胃过于虚弱，也会引起嗳气。这种嗳气的特点是：时断时续，声音较小，呕泛清水，不想吃东西，脸色发白或萎黄，舌质淡苔薄白，脉虚弱。治疗打嗝直接的做法就是喝水，对于偶然发生的打嗝，这的确是个办法。对于频繁打嗝而喝水不见效果的情况下，我们不妨试试身上的治嗝穴——天突。这个穴位位于颈部，胸骨上窝中央，两锁骨中间凹陷处，一摸就能摸到。以中指指腹按摩天突穴约3分钟。按摩力度以穴位处有酸胀感为宜。除了按摩穴位之外，还有一个好办法——按压眼球。做法：闭上眼睛，用双手大拇指按压眼球，按住不动，每次约1分钟。

图解展示　胃气失和，引发嗳气

嗳气属于中医"气机上逆"的范畴，是脾胃不和的表现。不注意饮食，如常食生冷、黏腻、外感风寒、大病初愈、年老体衰者最容易出现这种症状。

按摩手法治疗嗳气

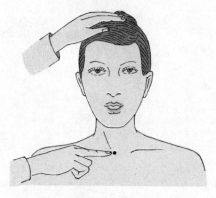

以中指指腹压按摩天突穴约3分钟。按摩力度以穴位处有酸胀感为宜。

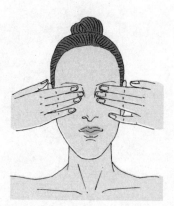

闭上眼睛，用双手大拇指按压眼球，按住不动，每次约1分钟。

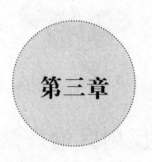

第三章

简便实用的
经络疗法补脾胃

❀　❀　❀　❀　❀

　　生病了怎么办？对于这个问题，多数人都会说"打针、吃药"。而且是什么药新用什么药，什么药贵用什么药，什么药见效快用什么药。这种"速战速决"击退疾病的方式，往往是治标不治本，甚至还可能埋下健康隐患。药用得好，能起死回生；用得不当，有可能使病情加重。所以"百病药为先"的观念有时并不可取。那么，有什么更好的解除病痛之法吗？除了有病治病外，有没有防病于未然的养生方法呢？有！可以通过经络疗法来调理自己的脾胃。经络疗法，对于维持阴阳平衡、保持身体健康有着重要作用。这符合中医学"治未病"的重要准则。

反射区治疗法

什么是反射区

《黄帝内经·素问》中就有腹中热、手心热的论述，意思是说，如果手心发热的话，肚子也会发热，从手的温度或以了解胸腹内的情况。这跟我们今天讲的反射区原理是一致的。我给大家打个比方。当你站在镜子前，你可以看到自己全身的影子，把镜子摔碎，我们仍旧可以透过其中的一块碎片看到整个自己，只是缩小了而已。这个缩小的影子就叫反射区，它和人的整体是完全一致的，这就是反射区原理的由来。

人体的反射区可分为手部反射区、足部反射区和耳部反射区。这些反射区是如何产生呢？这是因为人的手、足、耳是血液流通的末尾部分。正常情况下，人体内的血量是相对不变的。如果某个重要器官产生了病变，血液就会集中流向那些器官参加"免疫斗争"。这个时候，身体的末端如手、足、耳等部位的血流量就会减少。流经手、足、耳的血管同时也连接着各种不同器官的，也就是说，一些当身体的某些器官发生了病变，其相对应的"反射区"得到的"血液"就会很少。而当我们压按它们的时候，由于血管和神经受到了刺激，血液就会往回流，这样就把血液分散了，而不至于集中在一处。人体的各部位器官在人的手部，足部和耳部都可以找到相对应的反射区，用按摩刺激反射区，通过血液循环、神经传导，能调节功能平衡，恢复器官功能，起到祛病健身之效。

脾、胃、肠功能自我检查

观察手部反射区知脾、胃、肠健康

我们先说说手部反射区。如果你觉得最近脾胃不太好了，老感觉肩痛、牙痛、头痛，而且还便秘。这时你不妨按按脾胃在手部的反射区，如果有疼痛感，那说明脾胃真有毛病了。手部大鱼际处青筋鼓起，则表明你脾胃虚，不加注意可能会拉肚子；如果是急性腹泻，那么上面的青筋鼓起得更加明显；如果大鱼际处颜色偏红，那说明胃热，会有便秘的症状出现。手指甲也能告诉我们脾胃怎么样，特别拇指和示指的指甲，如果它呈黄色或浅黑色，表明消化系统有问题。胃肠功能不好的人，指甲颜色会比较黯淡，缺少光泽。

观察耳部反射区知脾、胃、肠健康

透过耳部反射区可以了解脾胃功能。取一根火柴头或者探头刺激胃穴、十二指肠穴，如感觉有压痛感或局部发现有丘疹，则表明你的胃肠等消化系统出现了问题。胃功能不强的人，胃穴呈白色点状或片状，有的边缘会有红晕或呈充血状，有压痛，用手摸能感觉到有片状隆起或条索。十二指肠穴呈片状凹陷、带有红润或黯红色，或者呈白色点状，边缘红润或黯红，穴位压痛，那说明你可能患有十二指肠溃疡。耳部长有樱桃般大小的肿块，多为脾肾两亏的表现。

图解展示 观察手部反射区知脾、胃、肠健康

人体的各个器官在手部、耳部和足部都有相应的反射区，透过这些反射区可以自我检查脾胃的功能状况。

手部肠、胃反射区

手部肠、胃反射区

肠胃功能异常，胃、脾、大肠反射区则有压痛，还会出现眼白带黄色、肩痛、牙痛、便秘、头痛等症状。大鱼际处青筋鼓起，多为脾胃虚，易患泄泻。若是急性腹泻，则青筋鼓起更为明显。大鱼际处颜色偏红，为胃中有热，可能常有便秘的症状。指甲，尤其拇指和示指的指甲呈黄色或浅黑色，表明消化系统有问题。胃肠功能不健者，指甲常呈黯淡无光泽状态。

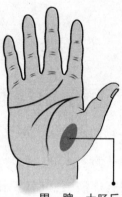

胃、脾、大肠反射区

耳部肠、胃反射区

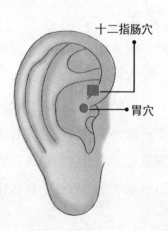

十二指肠穴

胃穴

用火柴头或者探头刺激胃穴、十二指肠穴，如有压痛或局部有丘疹，表明胃肠等消化系统出现了问题。胃功能不佳的人，胃穴呈白色点状或片状，有的边缘会有红晕或呈充血状，有压痛，可触及片状隆起或条索。十二指肠穴呈片状凹陷、带有红润或黯红色，或者呈白色点状，边缘红润或黯红，穴位压痛，为十二指肠溃疡的表现。

耳部出现肿块，形如樱桃，多为"耳痔"，若耳肉淡红，多为脾肾两亏的表现。

观察足部反射区知脾、胃、肠健康

足部反射区自我检查与手部和耳部反射区方法一样，哪里不舒服，按对应的反射区。如果发现自己面色发黯，伴有腹胀、多汗、口腔溃疡、恶心等症状，那说明你胃、脾功能衰退了。这种情况下按压足部胃、脾、十二指肠、大肠、小肠的反射区会有压痛感，有时在皮下可摸到颗粒状或块状的结节，或条索状物，或有水流动的感觉。从侧面看，如果第2趾、第3趾的关节曲起，也是胃肠疾病发出的信号。趾甲发黄，很有可能是黄疸型肝炎、肾病综合征、甲状腺功能减退症等疾病表现。

足部肠、胃反射区

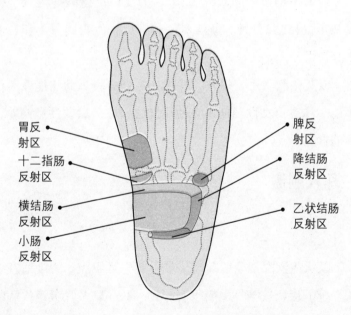

胃反射区

十二指肠反射区

横结肠反射区

小肠反射区

脾反射区

降结肠反射区

乙状结肠反射区

当胃、脾功能衰退，足部胃、脾、十二指肠、大肠、小肠的反射区会有压痛。有时在皮下可摸到颗粒状或块状的结节，或条索状物，或有水流动的感觉。还会出现面色发黯、腹胀、多汗、口腔溃疡、恶心等症状。

从侧面看，如果第2趾、第3趾的关节曲起，表示可能有胃肠疾病。

黄趾甲，则多为黄疸型肝炎、肾病综合征、甲状腺功能减退症等疾病表现。

反射区按摩补脾胃法

手部按摩

【位置】胃、脾、大肠反射区，三间、手三里穴。

【方法】

1.以拇指指腹揉按胃、脾、大肠区5分钟，力度稍重，每日3次。此法可以增强脾胃功能，坚持长时间按摩还能改善体质。

2.以拇指掐按三间穴5次以上，力度以产生酸痛为宜。稍停，再继续反复按压，持续3分钟。此法对调和脾胃，改善脾胃不和、消化不良等病症很有帮助。

3.以艾条刺激手三里穴，持续10～15分钟。此法能改善消化不良、肠胃不适。注意：女性经期不宜使用此法。施灸后要注意调养，食用清淡有营养的食品。

耳穴刺激

【位置】全耳。

【方法】

1.以示指依次按摩三角窝、耳甲艇、耳甲腔，力度适宜。消化系统及泌尿系统的疾病按摩耳甲艇很有好处。心、肺及呼吸道疾病的防治按摩耳甲腔效果较好。

2.以示指、拇指揉捏耳轮、耳屏及耳垂。力度适宜，以感觉发热为度，每次按摩2分钟，每日2～3次。

手部反射区

胃、脾、大肠反射区位于手掌面，第1掌骨、第2掌骨之间的椭圆形区域。

手三里穴
位于前臂背面桡侧，在阳溪穴与曲池穴连线上，肘横纹下2寸处。

三间穴
位于手背部，第2掌指关节后缘桡侧，弯曲示指时在其根部横纹靠近拇指指侧的末端。

操作方法

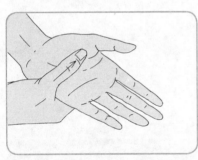

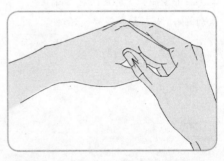

胃、脾、大肠反射区
　以拇指指腹揉按胃、脾、大肠反射区5分钟，力度稍重，每日3次。

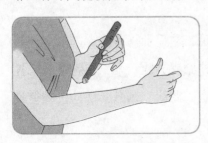

三间穴
　以拇指点按三间穴约3分钟，力度以产生酸痛为宜。稍停，再继续反复按压。

手三里穴
　以艾条刺激手三里穴，持续10~15分钟。此法有改善消化不良、肠胃不适的效果。
　注意：女性经期不宜使用此法。

图解养脾胃速查手册

耳部反射区

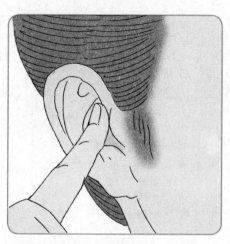

三角窝、耳甲艇、耳甲腔

以示指依次按摩三角窝、耳甲艇、耳甲腔，力度适宜。消化系统及泌尿系统的疾病按耳甲艇很有好处。心、肺及呼吸道疾病的防治按耳甲腔效果较好。

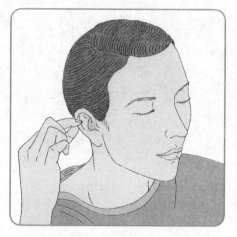

耳轮、耳屏、耳垂

以示指、拇指揉捏耳轮、耳屏及耳垂。力度适宜，以感觉发热为度，每次按摩2分钟，每日2～3次。

足部按摩

【位置】胃、胰、十二指肠、肝、胆囊、肾、输尿管、膀胱反射区。

【方法】

1.胃、胰、十二指肠反射区：右手握足，左手示指弯曲，以示指近节指间关节为顶点施力，由足趾向足跟方向按摩胃、胰、十二指肠反射区各3～5分钟，按摩力度以反射区感到酸麻为宜。此法有刺激肠蠕动，调整肠功能的作用。

2.肝、胆囊反射区：右手握足，左手示指弯曲，以示指近节指间关节为顶点向深处按揉肝、胆囊反射区各3～4次，力度以反射区感到酸痛为宜。此法可增强肝功能，有益增强脾胃消化功能。

3.肾、输尿管、膀胱反射区：左手握足，右手示指弯曲，以示指近节指间关节为顶点施力，从足趾向足跟方向按摩肾、输尿管、膀胱反射区各4～6次。力度以反射区感到酸麻为宜。

图解展示 足部反射区及操作方法

胆囊反射区

位于右足底，第3和第4跖骨体之间，距离第3和第4跖骨底部一拇指宽所形成的区域。

肝反射区

位于右足底，第4和第5跖骨体之间，肺反射区的后方。

肾反射区

位于双足底，中央人字形交叉后方中央凹陷处。

输尿管反射区

位于双足底，肾反射区与膀胱反射区中间，呈线状分布。

胃反射区

位于双足足底，第1跖趾关节后方（向足跟方向）约1横指幅度。

胰反射区

位于双足足底内侧，在胃和十二指肠反射区之间。

膀胱反射区

位于内踝前下方，双足足底内侧，舟骨下方，展肌侧旁，呈弧状带分布。

图解养脾胃速查手册

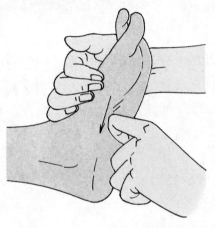

胃、胰、十二指肠反射区

　　右手握足，左手示指弯曲，以示指近节指间关节为顶点施力，由足趾向足跟方向按摩胃、胰、十二指肠反射区各3~5分钟，按摩力度以反射区感到酸麻为宜。此法有刺激肠蠕动，调整肠功能的作用。

肝、胆囊反射区

　　右手握足，左手示指弯曲，以示指近节指间关节为顶点向深处按揉肝、胆囊反射区各3~4次，力度以反射区感到酸痛为宜。此法可增强肝功能，有益增强脾胃消化功能。

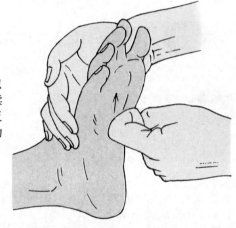

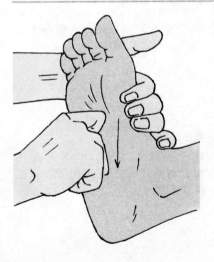

肾、输尿管、膀胱反射区

　　左手握足，右手示指弯曲，以示指近节指间关节为顶点施力，从足趾向足跟方向按摩肾、输尿管、膀胱反射区各4~6次。力度以反射区感到酸麻为宜。

经络按摩补脾胃法

为何经络按摩能补脾胃

古人很早开始就已着手研究经络，并形成了一套完整的经络学理论。《黄帝内经》认为经络有"行气血、营阴阳""决死生、处百病"等重大作用。在经络学理论的指导下，中医将经络疗法广泛运用于各科的临床实践中，它是人体保健、养生祛病的重要依据。

那如何通过经络来养生呢？方式方法有哪些呢？下面我们来重点了解一下。我们讲的经络穴位养生法主要是采取按摩、针刺、艾灸等方法，通过刺激经络、穴位，来激发人体内的精气，从而达到调和气血、促进新陈代谢、疏通经络、增进人体健康目的的一种养生方法。按摩法是通过手对人体经络穴位进行按、拿、揉、拍、点、推等手法，起到运行气血、健身祛病的作用。而灸法呢，则是通过借助艾火热力来灸灼、熏熨穴位，以达到温通经络、调养脏腑的作用。这两种方法操作起来比较简单，非专业人士也能运用。针法是指用毫针刺激人体经络穴位，有提、插、捻、转等不同手法，作用是调整脏腑、疏通经络。需要注意的是，由于人体穴位内容丰富，针刺操作方法比较复杂，非经专门学习训练者，不宜草率施行，否则，容易酿成事故。自我养生，最好选择易于掌握且安全有效的经络穴位养生方法。

接下来给大家介绍几种操作简单、效果较佳的经络按摩法，通过调理脾经和胃经，能起到很好的调理脾胃的功效。

推脾运胃法

推脾运胃法属于按摩推拿手法的推荡类及摩擦类范畴。医者通过双手在胃脘及胁下用力施以旋转推运的操作手法。这个方法结合了推法与运法的优点，常被经络脏腑按摩流派用来调脾和胃；指针按摩流派用来舒通经络。儿科按摩流派用于止呕降逆等。推运法可单独使用，也可作为全身按摩的配用手法使用，主要治疗脾胃病。

操作起来很简单。首先，患者仰卧于床上，医生沉下肩膀、垂下手肘、悬着手腕，用左手手常根部，大鱼际（人的手掌正面拇指根部，下至掌根，伸开手掌时明显突起的部位），侧及余四指指腹，从鸠尾、巨阙推至幽门、期门穴。注意双手要用力均匀和缓，持续连贯，推运过程当中不要停顿不前，不能忽浮忽沉，左手要往右，与右手交接要准确，配合严密，此法主要用于上腹部。

 推运脾胃法

推脾运胃法是通过双手在胃脘及胁下施以旋转推运的按摩手法。此法常被用来调脾和胃、舒通经络、止呕降逆等。

推运脾胃法动作要领

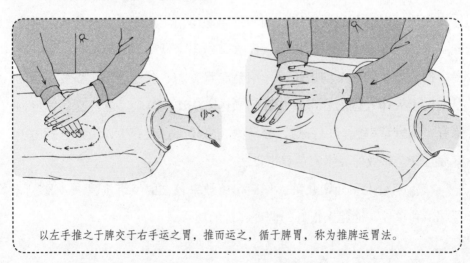

以左手推之于脾交于右手运之胃，推而运之，循于脾胃，称为推脾运胃法。

经常运用此法有开窍醒胃，调气安神，补益脾土，养血胃气，促进运化，通经活络，消胀止痛，宽胸利膈的作用。主治脾胃虚弱、胃肠痉挛、胃炎，胃神经官能症等引起的消化不良，顽食不化，脘腹胀满症状。

龙凤呈祥法

说起龙凤呈祥，大家都会想起龙凤呈祥图，图上，龙、凤各居一半。龙张口旋身，回首望凤；凤展翅翘尾，举目眺龙，周围瑞云朵朵，洋溢着吉祥喜气。我们在按摩治病的时候，双手借鉴了龙凤的这种配合形式，两手一前一后，一上一下，就像龙凤一样，所以叫龙凤呈祥法。

龙凤呈祥法属于按摩推拿手法的推荡类以双手着力于患者腹部的手法之一。本手法被经络脏腑按摩流派广泛用于疏散风寒；儿科按摩流派用于通调肠腑；伤科按摩流派用于通经活络；内功按摩流派用于活血理气等。

操作步骤如下：首先，患者取仰卧位，医者将双手拇指弓起，其他手指略微弯曲，以掌背及高骨着力从两侧双肋边缘开始向前推运，要注意双手拇指要相对，左为阳似龙，右为阴似凤，一上一下，一起一伏，

 图解展示　龙凤呈祥法

龙凤呈祥法为按摩推拿手法的推荡类以双手着力于患者腹部的手法之一。

龙凤呈祥法动作要领

患者仰卧位，医者双手拇指弓起，余指略屈曲，以掌背及高骨着力自左右肋缘推而擞运，移而动之，双拇相对，左为阳似龙，右为阴似凤，一上一下，一起一伏，一前一后，边推运，边运边擞，边擞边移，推运交替，往返操作。此法多于配合全身按摩时应用。

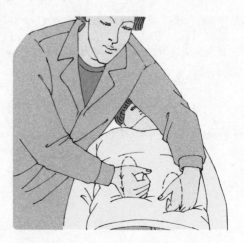

一前一后，边推边运，边运边搓，边搓边移，推运交替，往返操作。注意操作时要用内力来连贯施力，不能用力过大或操之过急。

此法有理气消滞、通调气滞、消食导滞、健运脾胃、疏调胃肠的功效。运用此法可治疗腹部满闷、胃肠功能失调、消化不良、脘腹胀满、顽食不化等病症。

狮子滚绣球法

狮子滚绣球是民间舞狮的一种常见表现形式，其中两人扮狮子，一个挥动绣球，狮子就跟着舞动，把绣球扔到一边，狮子就做翻滚的动作叨回绣球。这种形式被应用到了中医按摩手法中，医者双手拇指伸开，其余四指并拢，略屈曲呈半圆形置于腹部正中推揉，形如狮爪，滚戏绣球，故称为狮子滚绣球法。

狮子滚绣球法也属于按摩推拿手法的推荡类以双手掌着力于患者腹部的手法之一。在临床上，经络脏腑按摩流派用它来健脾除湿；儿科按摩流派通过此法来通调肠胃；内功按摩流派用其散瘀破结；伤科按摩流派将其用于消散瘀滞。

操作方法为：患者仰卧于床上，医者将双手拇指伸开，其余四指并拢弯曲呈半圆形，双拇指相对，用手掌左右尺侧小鱼际（手掌内、外侧缘稍隆起的部位，大拇指一侧称"大鱼际"，另一侧称"小鱼际"）及掌根部着力于腹部正中，掌内侧稍悬拱起双手并合呈半圆形，顺时针旋转推揉逐渐扩大范围，如同狮子滚绣球之势。左旋为补，右旋为泻。操作过程中不宜采取挤压、按叩等方式，速度不宜忽快忽慢，或暴力操作。

经常运用此按摩手法可以解郁行滞，活血化瘀，调和气血，健脾益胃。对于治疗胃肠功能紊乱，腹泻便秘，腹痛腹胀，脘腹胀满，消化不良，顽食不化等症状效果显著。

狮子滚绣球法为按摩推拿手法的推荡类以双手掌着力于患者腹部的手法之一。

狮子滚绣球法动作要领

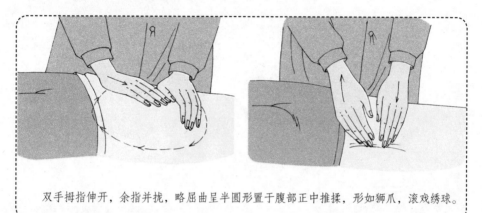

双手拇指伸开，余指并拢，略屈曲呈半圆形置于腹部正中推揉，形如狮爪，滚戏绣球。

运运颤颤法

运运颤颤法是指双手掌交叉重叠，平放置于患者腹部，施用内动劲，运而动之，颤而振之的一种按摩疗法。此法属于按摩推拿手法的推荡类中以双手着力于患者腹部的手法之一，操作要领与按摩颇有相似之处，主要通过意念将劲力施于手掌而为之，临床与振法、推法、摩法、抚法相互配合使用。临床主要用它来调节胃肠功能及治疗神经系统疾病等。

操作方法简便易学。患者取仰卧位，医者采取沉肩、垂肘、悬腕等姿势，双手五指并拢向前伸直，双手掌交叉重叠，平放于患者腹部，以双手用力，用内力，边运边移，边颤边动，运运颤颤，相互配合。推运强度上以患者自觉施治部位以温热感渗透为宜。此法是全身按摩时在腹部的配用手法，操作中应集中精力，不可施用按压等暴力。

常用此法有通调气血、消食化积、理气解郁、健运脾胃的功效。主

图解展示 运运颤颤法

本手法是通过意念将内动劲儿施于手掌，在按摩过程中边推边颤动的一种按摩手法。它有调理胃肠的功效，临床上还用此法来辅助治疗神经系统疾病。

运运颤颤法动作要领

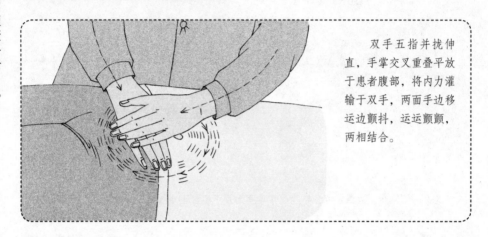

双手五指并拢伸直，手掌交叉重叠平放于患者腹部，将内力灌输于双手，两面手边移运边颤抖，运运颤颤，两相结合。

治：肠梗阻，肠扭转，肠套叠，肠粘连，胃肠功能紊乱等，消化不良，腹痛腹胀，大便秘结等病症。

推运胃脘法

推运胃脘法是指双手从剑突下到幽门，循胃脘而推运的一种按摩手法。此法属按摩推拿手法摩擦类及推荡类以单手或双手着力于患者胃脘部的手法之一。常被经络脏腑按摩流派用于健脾和胃；儿科按摩流派用于调补胃气；伤科按摩流派用于疏理瘀滞等。

此法有解郁散结，疏肝止痛，化痰利水的疗效，对于治疗胸背疼痛、吞酸嘈杂、食欲缺乏、脘腹胀痛、消化不良、呃逆吞酸、膈肌痉挛、胃炎等症状收效甚好。

操作要领如下：患者呈仰卧位，医生采取沉肩、垂肘、悬腕的姿势，手掌指部集中用力，以单手小鱼际和掌根部位或者用双手重叠交

推运胃脘法为按摩推拿手法摩擦类及推荡类以单手或双手着力于患者胃脘部的手法之一。本法常被儿科按摩流派用于调补胃气；伤科按摩流派用于疏理瘀滞经络脏腑按摩流派用于健脾和胃等。

推运胃脘法动作要领

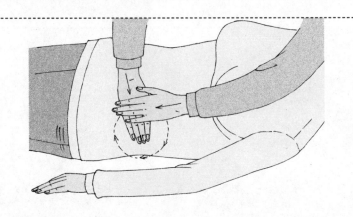

双手从剑突下到幽门，循胃脘推而运之，称为推运胃脘法

又，从剑突下到幽门，循着胃脘呈钩形推运，操作中以掌缘旋而转之，反复施力。需要注意的是，操作过程中不宜挤、压、按、捣，需按照一定的顺序着力。这个方法不仅适用于胃脘部，同样也可用来治疗腹部的其他部位。

点三脘开四门法

点三脘开四门是以示、中、环三指分别点戳三脘，双手四指分别点开四门的按摩手法，它是按摩推拿手法挤压类中以双手指端着力于患者腹部三脘、四门穴的手法之一。本手法被广泛运用于临床治病中，常被经络按摩流派用其调节肠腑，指针按摩流派用于舒经活络。

图解展示 点三脘开四门法

图解养脾胃速查手册

点三脘开四门为按摩推拿手法挤压类中以双手指端着力于患者腹部三脘、四门穴的手法之一。本手法临床应用广泛，常被经络按摩流派用其通调肠腑；指针按摩流派用其通经活络。

点三脘开四门法动作要领

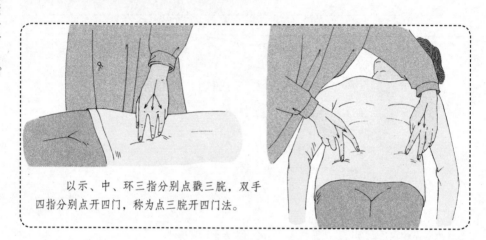

以示、中、环三指分别点戳三脘，双手四指分别点开四门，称为点三脘开四门法。

操作要领：患者同样采取仰卧位，医生双手结合推、运、摩、揉等手法作用于患者腹部。用示指、中指、环指分别对准上脘、中脘、下脘点而戳之，再用示、中、环、小指分别对准幽门、章门、期门、梁门点而开之。操作时持续着力，左右对点，不可操之过急或暴力挤压。

此按摩手法有健脾和胃，消食下气，理气疏肝，和胃定痛，止咳定喘，宽中散滞，解郁散结，化痰利水的功效。在临床上主要被用来治疗腹胀疼痛、呕恶欲吐、背痛心痛、食欲缺乏、脘腹胀满、消化不良、胸胁胀满、咳喘痰壅等病症。

源根筑堤法

以四指（示、中、环、小指）指端并拢，戳点胃旁称为源根筑堤法。源根筑堤法是按摩推拿手法的挤压类中以单手或双手指端着力于胃脘部的手法之一。此手法主要是以多指戳点而发挥治疗作用，是治疗腹部疾病的基础手法，在临床上被广泛运用。经络脏腑按摩流派用其治疗胃腑虚弱；指针按摩流派用其通经活络；儿科按摩流派用其治疗食积不化。

操作要领：患者呈仰卧位，医者将四指指端并拢对齐后，斜放在胃旁点戳，手掌微微颤抖，指下有搏动为应手。按摩过程中，医生根据患者的呼吸节奏定点提起。以戳点时患者有麻木痛凉感贯穿腿足，提起则热流滚滚下窜于足趾为宜。操作宜持续着力，不可操之过急或暴力挤压。

这个方法主要用于上腹部，有调和气血、疏通经络、温经散寒、活血止痛、解郁消滞的功效，主要被用来治疗中焦堵塞、腹满胀痛、肝郁气滞、神经衰弱、腰腿足痛等病症。

 图解展示　源根筑堤法

源根筑堤法为按摩推拿手法的挤压类中以单手或双手指端着力于胃脘部的手法之一。本法临床多用于治疗食积不化、通经活络、改善胃腑虚弱等方面。

源根筑堤法法动作要领

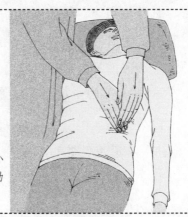

四指（示指、中指、环指、小指）指端并拢，戳点胃旁（指下有搏动为应手）称为源根筑堤法。

艾灸疗法补脾胃法

艾灸疗法的治病原理

相对于按摩手法，我们可能对于艾灸疗法要陌生一些，那艾灸为什么能治病呢？要明白这个问题，我们先要了解艾的功效。

艾属多年生草本植物，叶子和菊有点儿相似，表面深绿色，背面呈灰色且有茸毛，性温芳香。艾叶有舒通气血，温中除寒，除湿解郁，祛阴暖宫等功效，在临床上，内服多用于治宫寒不孕，行经腹痛，崩漏带下等病症；外用能灸治百病，有温通经脉，扶阳壮元，祛风散寒，舒筋活络，回阳救逆的功效。

将艾叶作为原料制成艾绒，在人体的穴位上，直接或间接地施以适当温热刺激，通过经络的传导作用治病从而达到保健的方法就叫艾灸疗法。在医学专著中，将艾用于艾灸最早见于《素问·异法方宜论》。其记载曰："北方者，天地所闭藏之域也，其地高陵居，风寒凛冽，其民乐野处而觅食，脏寒生满病，其治宜灸。焫。顾灸焫者，亦从北方来。"意思是说，艾灸疗法是北方人发明的。由于北方长期天寒地冻，当地的人因外出觅食，很多人都因寒气过重而生病了，用艾灸烧疼痛的部位，结果都好了。可见古人很早就学会了艾灸疗法。唐代孙思邈在《千金方》上说："宦游吴蜀，体上常须两三处灸之……则瘴疠、瘟疟之气不能着人。"这进一步说明了艾灸在治疗疾病中的可行性和普遍性。

近几年，掀起了一股中医养生文化的风潮，具有神奇疗效的艾灸疗法逐渐被人重视和采用。在补脾利胃上，艾灸也不失为一种好方法。接

本经所属腧穴能主治有关"脾"方面所发生的病症：舌根部痛，身体不能活动，食欲缺乏，心胸烦闷，心下痛，大便溏，腹中痞块，泻利，或小便不通，黄疸，不能安睡，勉强站立。

穴位	位置	适用病症	艾灸用法
隐白	在足蹬趾末节内侧，距趾甲角0.1寸（指寸）	功能性子宫出血，子宫痉挛；牙龈出血，鼻出血；小儿惊风，癫症，昏厥；消化道出血，腹膜炎，急性胃肠炎	灸3壮
大都	在足内侧缘，当足蹬趾本节（第1跖趾关节）前下方赤白肉际凹陷处	腹胀，胃痛，呕吐，泄泻，便秘，热病	灸3~5壮
太白	在足内侧缘，当足蹬趾本节（第1跖趾关节）后下方赤白肉际凹陷处	胃痛，腹胀，呕吐，呃逆，肠鸣，泄泻，痢疾，便秘，脚气，痔瘘等	灸3~5壮
公孙	在足内侧缘，当第1跖骨基底的前下方	呕吐，胃痛腹痛，泄泻痢疾。配中脘、内关治胃酸过多、胃痛	灸3~5壮
阴陵泉	在小腿内侧，当胫骨内侧髁后下方凹陷处	遗尿，尿潴留，尿失禁，尿路感染，肾炎，遗精，阳痿；腹膜炎，消化不良，腹水，肠炎，痢疾；失眠，膝关节炎，下肢麻痹	灸3壮
血海	屈膝，在大腿内侧，髌底内侧端上2寸，当股四头肌内侧头的隆起处	痛经、荨麻疹、产妇酸痛等症	灸3~5壮
冲门	在腹股沟外侧，距耻骨联合上缘中点3.5寸，当髂外动脉搏动处的外侧	尿潴留，睾丸炎，精索神经痛；子痫，子宫内膜炎，乳腺炎，乳少；胃肠痉挛	灸3~7壮
府舍	在下腹部，当脐中下4寸，冲门上方0.7寸，距前正中线4寸	腹痛，疝气，积聚等疾病	灸3~7壮
腹结	在下腹部，大横下1.3寸，距前正中线4寸	绕脐痛，消化不良，痢疾，胃溃疡，胃痉挛，胃酸过多或减少，消化不良，便秘，肠出血	灸3~7壮
大横	在腹中部，距脐中4寸	泄泻，便秘，腹痛	灸3~7壮
周荣	在胸外侧部，当第2肋间隙，距前正中线6寸	咳嗽，气逆，胸胁胀满	灸3壮
大包	在侧胸部，腋中线上，当第6肋间隙处	胸胁痛，喘息，身痛，百节皆痛	灸3壮

下来，我将给大家分别讲解一下如何在足太阴脾经和足阳明胃经的一些重要穴位上进行艾灸。

足太阴脾经艾灸疗法

足太阴脾经的循行线路：它起于足大趾内侧端隐白穴，向上沿内侧赤白肉际，经过足内踝的前缘，沿小腿内侧正中线上行，至内踝上8寸处，与足厥阴肝经相交于前，然后再往上顺着大腿内侧前缘，到达腹部，属脾，络胃。接着再向上穿过膈肌，顺着食管两旁，向上一舌根相连，并散布于舌下。它的分支从胃别出，往上走通过膈肌，注入心中，与手少阴心经相接。

在这条经络上，有很多重要的腧穴。这些腧穴是人体脏腑经络之气注入输出的特殊部位，不仅是疾病的反应点，同时也是针灸临床的刺激点。本经所属腧穴能主治有关"脾"方面的各种病症，比方说：食欲缺乏、心痛腹胀、舌根痛、大便溏、小便不通、黄疸、泻利，睡眠不稳，身体活动不灵，站立不稳等症状。

以下是足太阴脾经上一些重要腧穴的主治病症及艾灸方法。

足阳明胃经艾灸疗法

足阳明胃经起于鼻翼旁的迎香穴外，沿鼻翼往上，左右侧于鼻根部相交，之后往旁边走进入目内眦，与足太阳经相交，向下沿鼻柱外侧，进入上齿中，回出，沿着口两旁，环绕嘴唇，向下交会于颏唇沟处的承浆穴。接下来胃经分为两支，分支向上经耳前、颧弓，沿发际，至额颅中部。它外行的主干从颈走胸，经乳中等穴，向下行入缺盆。支脉部分循行于胸腹，下达腹股沟处，再循下肢外侧前缘，下行至第2足趾侧端，另两支分支从膝下3寸处和足背分出分别到达足中趾和足大趾。

本经所属的腧穴可治疗肠胃方面相关的呼吸系统、消化系统、神经系统、循环系统等诸多病症，以及咽喉、口、牙、鼻、头面等器官病症，还包括胃经所经过部位的各种病症。

本经一侧45穴（左右两侧共90穴），主治肠胃等消化系统、神经系统、呼吸系统、循环系统某些病症和咽喉、头面、口、牙、鼻等器官病症，以及本经脉所经过部位之病症。

穴位	位置	适用病症	艾灸用法
四白	在面部，瞳孔直下，当眶下孔凹陷处	三叉神经痛，面神经麻痹，面肌痉挛；角膜炎，近视，青光眼，夜盲，结膜瘙痒，角膜白斑，鼻窦炎等	灸1~3壮
巨髎	在面部，瞳孔直下，平鼻翼下缘处，当鼻唇沟外侧	白内障，目赤痛，多泪，口眼㖞斜，眼睑𥆧动，近视眼，鼻出血，牙痛，唇颊肿等	灸1~3壮
地仓	在面部，口角外侧，上直对瞳孔	口歪，流涎，眼睑𥆧动	灸3~5壮
颊车	在面颊部，下颌角前上方约一横指（中指），当咀嚼时咬肌隆起，按之凹陷处	牙髓炎，冠周炎，腮腺炎，下颌关节炎，咬肌痉挛；面神经麻痹，三叉神经痛，甲状腺肿	灸3~7壮
下关	在面部耳前方，当颧弓与下颌切迹所形成的凹陷中	耳聋，耳鸣，聍耳；牙痛，口噤，口眼㖞斜，面痛，三叉神经痛、面神经麻痹，下颌疼痛，牙关紧闭，颞下颌关节炎	灸3壮
水突	在颈部，胸锁乳突肌的前缘，当人迎与气舍连线的中点	咽喉肿痛，气喘，咳嗽，以及甲状腺肿等	灸3壮
气舍	在颈部，当锁骨内侧端的上缘，胸锁乳突肌的胸骨头与锁骨头之间	咽喉肿痛，颈项强急，咳嗽，气喘，瘿瘤，瘰疬等	灸3~5壮
气户	在胸部，当锁骨中点下缘，距前正中线4寸	咳嗽，气喘，呃逆，胸胁支满，胸痛	灸3壮
乳根	在胸部，当乳头直下，乳房根部，第5肋间隙，距前正中线4寸	乳痈，乳汁不足，乳腺炎；咳嗽，气喘，呃逆，哮喘，慢性支气管炎，胸膜炎等	灸3壮
滑肉门	在上腹部，当脐中上1寸，距前正中线2寸	胃痛，呕吐，呃逆，肠鸣，泄泻，癫狂等	灸3~7壮

第四章

小运动养脾胃，
让您拥有大健康

由于现代社会压力大，竞争激烈，年轻人将自己的全部热情都投入到了事业上了，而严重疏忽了运动。久而久之，脾胃受不了了，各种疾病也就跟着来了，像胃炎、胃溃疡、肥胖症、糖尿病等。

对于如何运动，运动要注意些什么？古人早有自己的观点。《素问·经脉别论》提出"春秋冬夏，四时阴阳，生病起于过用，此为常也"。强调运动要适度。《黄帝内经》十分重视形体与精神的整体调摄，提倡形神共养，动以养形，静以养神。

"无规矩不成方圆"，做什么事都有章可循，运动也一样，有很多需要注意的地方，也要讲究方式和方法，方法选对了，才能真正达到运动养脾的功效。

运动若有方，脾胃享安康

在各种体育竞技比赛场上，看着体育场上奋勇拼搏的体育健儿，常让我们热血沸腾，心情激昂。那我们倡导的养生运动也要像他们一样要去赛场上挥洒汗水吗？不是的。对于那些脾胃不好的人，太剧烈的运动反而不利于脾胃功能的调养。保持合适的运动强度和速度，采取正确的方式和方法，才能达到促进消化，增强食欲，增加脾胃功能的目的。

慢运动，奠定脾胃健康的坚实基础

激烈的竞争和快节奏的生活，让不少都市人特别是职场人士觉得身心俱疲，力不从心。生活对于他们而言，就像是上了发条的闹钟，精神紧绷。为改善这一现状，国外已经刮起了一股"慢生活"的狂风，"慢运动"也应运而生。如今，这股风潮也正在慢慢影响着都市的白领们。

像动作舒缓的太极拳，悠闲自在的散步等似乎属于老头老太太们的专利，现如今已受到越来越多年轻人的追捧。可以说，在快节奏、高压力的生活节奏下，享受一下慢运动已渐渐成了一种生活新风尚。相信很多人都有这样的经历。因为平时忙于工作，自知平时运动锻炼太少，就去健身房办了张健身卡，结果就去了一次。我们宁愿在家看电视，或者去公园散步，也不愿意再去健身了。这是为什么呢？原因就在于，健身房的运动强度太大了，速度太快了，像跑步，运动不到半小时，就能让人气喘吁吁，大汗淋漓。平时工作已经很累了，好不容易有点儿休息的时间，大部分的人理所当然地选择是让自己好好放松一下。

身心和谐是健康的基石。快节奏生活导致的疲劳看似不起眼，可时

生命在于运动，但对于脾胃保养来讲，并不是动得越剧烈效果越明显，相反，适当地慢运动反而更有益于脾胃健康。

都市刮起了"慢生活"之风

　　慢生活是相对于当前社会快节奏生活而言的另一种生活方式，自1989年在意大利被人提出后，便受到很多人的推崇。所谓的"慢"，并不是指速度上的绝对慢，而是一种回归自然、轻松和谐的心态。现在，这股"慢生活"之风正在吹向中国，逐渐影响着中国的都市白领们。

激烈的竞争和快节奏的生活，让不少都市白领一族有如上了发条的闹钟般，精神紧绷、身心俱疲。

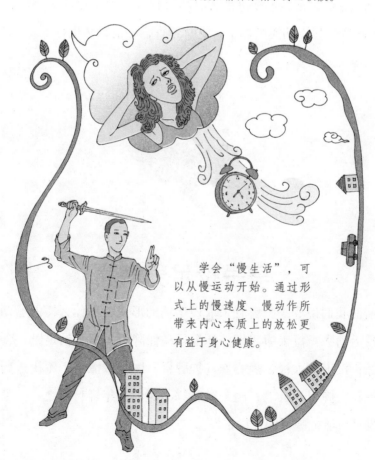

学会"慢生活"，可以从慢运动开始。通过形式上的慢速度、慢动作所带来内心本质上的放松更有益于身心健康。

间长了，还不加以调整，轻则降低工作效率，影响生活质量，严重者还会引发多种身心疾病，比如食欲缺乏、失眠、健忘、噩梦频繁、焦虑等现象。而慢运动则给我们带来了福音。

慢式运动能够称得上是运动，是因为它也能消耗一定的体力，并且促使一部分储存的能量分解转化。它的最大特点是既不会让你感觉很累，同时又享受了因动作舒缓带来的心灵的宁静和身体的健康。慢运动享受的是过程，而不是结果。我们倡导慢运动，并不是支持懒惰，而是主张通过一些强度较小、节奏较慢的运动项目来达到健康养生的目的，其本质是对健康、对生活的珍视。

我们讲要注重脾胃的调养，具体怎么调养呢？除了饮食，运动也是很重要的一环。特别是对于脾胃虚弱的人来说，节奏慢，强度小的运动更适合。通过它有助于促进消化，增进食欲，使气血化源充沛，人精、气、神旺盛。脾胃功能增加了，吃嘛嘛香，心情自然也好了。

举手投足养脾胃

前面我们说养护脾胃宜采取慢运动的形式，那什么样的运动可以称之为慢运动呢？每天叩叩齿，牙齿运动保脾胃；多动动足趾，食欲大开胃口好；没事练太极，静心养气护脾胃；摩腹散散步，不用进药铺；户外慢慢跑，脾胃不会老；经常跳跳舞，越活越年轻！总之，一举一动，举手投足就能把脾胃护理得很好。

运动并不像很多人想象得那么简单，其中有很多注意事项。如果在运动过程中不提高警惕，很可能会踩到"地雷"，不但达不到强身健体的目的，反而有损身体健康。

空腹锻炼易引起头痛、腹痛、四肢乏力乃至出现昏厥现象。已患糖尿病或心脏病病人更要注意这一点。

运动后大量吃甜食，不仅不利于恢复体力，还易引发身体倦怠和食欲缺乏。

运动后立即洗澡不仅会刺激血管，引发心脏和脑供血不足，从而出现头晕眼花，甚至休克现象；还会造成身体抵抗力减弱，诱发其他的慢性疾病。

运动结束前用5~10分钟的时间做减速运动，以降低身体肌肉疼痛的可能性。

运动中突然停下容易出现面色苍白、头晕眼花、心慌气短、甚至休克昏倒等症状。

运动健身并非一朝一夕的事，只有循序渐进、坚持不懈才能达到健脾养胃的功效，否则运动过度，身体易受伤害。

大量的出汗容易引发抽筋、脱水等症状。运动中出汗了，应降低运动的强度和速度，喝两口水补充一下水分。

看书需要花费较大的心力，运动不专注会达不到预期的效果。

要打破单一的运动模式，多采用几种方法，全面锻炼效果更好。

运动前要做好充分热身否则很容易出现拉伤、抽筋、拐伤的情况。游泳时不做热身会有抽筋的危险。

叩齿吞津，牙齿运动保脾胃

我国传统的中医学认为唾液是"金津玉液"，它同精、血一样，能滋养五脏六腑，是生命的物质基础。《黄帝内经》曰："脾归涎，肾归唾。"唾液与脾、肾二脏密切相关，对人体的健康长寿至关重要。所以古往今来，中医养生专家十分提倡叩齿这种养生方法。宋代大诗人苏东坡就有叩齿养生的习惯。半夜刚过，他就披上衣服，面朝东南盘腿而坐，叩齿三十六下，叩完之后立马就会觉得神清气爽。

"百病皆由脾胃衰而生也"，叩齿能健脾胃表现为两个方面：一是叩齿能健齿。通过叩齿，能让牙齿更坚固，什么都能吃，咀嚼食物更容易，食物被磨得越碎，越好消化，脾胃的负担就越轻，所以说叩齿养胃；二是脾"在液为涎"，它与胃相表里。涎是唾液中较清稀的部分，其主要功能是帮助食物消化。叩齿有利于催生更多的唾液，将这些唾液吞咽下去，有助于发挥胃的腐熟水分等饮食物和脾的运化、升清功能，增强了脾胃的功能，达到健脾胃的目的。

"肾主骨，齿为骨之余"肾支持骨骼生长和生成，牙齿也是人体骨骼的一部分。肾脏气血足不足，直接影响着牙齿的坚固程度。肾中精气充沛，牙齿就会坚固不易脱落；肾中精气不足，那么牙齿容易松动掉落。所以叩齿不仅能让牙齿更坚固，同时也能增强肾脏的功能。另个，肾"在液为唾"，唾是唾液中较稠厚的部分，叩齿有助于催生大量唾液，将这些津液吞咽下去，有滋养肾中精气的作用，所以能健肾。

叩齿除了能健脾利胃，固肾强精之外，还有美容养颜的功效。这是因为经常叩齿，面部肌肉得到了运动，面部血液循环更通畅，营养更充足，所以脸上看起来会红润美丽。

叩齿的做法也很简单，方法如下：早上醒来之后，不要说话，平卧于床上，全身放松，心神合一，呼吸均匀；然后用鼻吸气，口呼气，轻吐三口气；口唇闭合，上下门牙叩击9次，然后依次是左侧、右侧上下牙各击9次，最后上下门牙再叩9次；用舌头在下牙床、牙面和牙龈之间反复搅动，顺时针9次，逆时针9次，左右各做18次，即可。

叩齿吞津，健脾固肾

每天起床前坚持做叩齿运动有助于强健牙齿，它不仅能健脾养胃，还有固肾强精的功效。肾主骨，牙齿的生长依赖肾气支持。所以肾脏气血充盈与否，直接影响着牙齿的坚固程度。

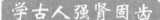

学古人强肾固齿

①叩齿的顺序依次是上下门牙、左侧上下牙、右侧上下牙、再上下门牙，各叩击9次。

②叩齿后，用舌头在下牙床、牙面和牙龈之间反复搅动，顺、逆时针方向各9次，然后是左右各做18次。

肾气虚弱，牙齿就像掉落的树叶一样，得不到充足的营养（肾气）支持而往下掉落。

肾脏就像是这棵大树一样，肾气充沛，树叶就长得茂盛，牙齿就不易脱落。

牙齿基本保健

每天早晚刷牙，给牙齿勤"洗澡"，以保持口腔清洁，这是保养牙齿最基本要求。

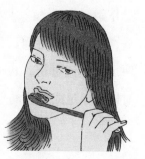

多活动足趾，食欲大开脾胃

脾胃不好的人，经常动动足趾头，有利于增强脾胃的运化功能。这是为什么呢？动足趾与调脾胃有什么关系吗？当然有。

从脾经和胃经的循行线路来看，脾经和胃经都经过足趾。脾经起于大足趾内侧端的隐白穴，顺着大足趾内侧缘往上走；胃经则经过第2个足趾与第3个足趾之间。中医学认为人体的五脏六腑在足部都有相应的反射区。脾胃在足底都有相应的反射区，通过按压这些反射区可以调节和改善脾胃功能。

怎样通过足趾头来判断自己的脾胃好不好呢，这里有一个好办法，大家不妨试试。一般来讲，脾胃好的人，当他站着的时候，双足抓地会很牢固。反过来，脾胃虚弱的人，脾胃经过的足趾就会看起来比较干瘪无弹性，当他站着的时候，抓地的能力不强。所以，要想提高脾胃功能，锻炼足趾是不错的方法。

如何有效地锻炼足趾以养脾胃呢，方法有很多，我给大家讲其中最简便、有效的3种。

第一种方法是足趾取物法。顾名思义就是用足趾头去抓取东西。可以在每天起床或者睡觉前，在床上放置一些小东西，像瓶盖、纽扣、圆珠笔等。或者在洗足的时候，在足盆里放一些小石头，钢珠等物品，用第2和第3足趾去夹取。经常这样做可刺激脾经和胃经在足上的相关穴位，有助于改善脾胃虚弱的状况。

第二种方法是足趾抓地法。这个方法不限时间和地点。这个办法对平时工作忙，没时间运动，脾胃又不好的人最适用了。边工作边锻炼，工作运动两兼顾。具体操作方法是：站着或者坐者皆可，将两足掌放平，尽量贴紧地面，微张，与肩同宽，屏息宁神。足掌往下扑的时候，两足可轮流进行，也可以同时进行，连续做70～80次。注意做此运动的时候宜赤足或穿软的平底鞋，每天可以多做几次。

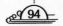
图解养脾胃速查手册

图解展示 动动腿脚也能健脾胃

脾经经过脚趾，而且脾胃在脚底有相应的反射区，所以，平时多动动脚趾，也有健脾养胃的功效。

锻炼足趾补脾胃

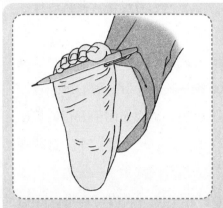

每天在床上或泡脚盆里放置一些小物件，如圆珠笔、瓶盖等，用第2、3足趾去夹取，可刺激脾胃在脚部的穴位，利于提高脾胃功能。

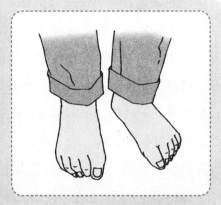

屏息凝神，足掌放平紧贴地面，足背微隆，两脚十趾向内弯曲像抓地面一样，可以起到锻炼脾经的作用。

脾经锻炼"4"字法

"4"字法其实是一种坐姿，就是将一只脚压在另一条大腿上。由于脾经起于足大脚趾的隐白穴，向上沿着小腿内侧的中间线直达大腿内侧，再进入腹腔。人呈"4"字坐法，正好方便按摩脾经。沿着脾经线路向上拍打，有助于脾经经脉畅通，对于改善脾经所经之处的腿部肿胀疼痛也很有帮助。

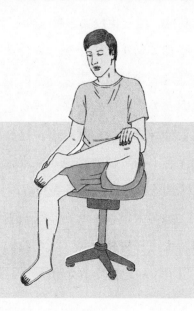

常打太极，静心养气理脾胃

老李刚退休那会儿，因为不太适应退休之后的生活，整天唉声叹气，无所事事，心情莫名其妙地烦躁。饭也吃不香，觉也睡不好，老觉得胃酸，胃胀，全身没劲儿。后来他开始练上了太极拳，到现在已经3年了。再看他，跟以前简直就是判若两人。看起来精神满满，声音洪亮，吃得饱，睡得香，身体倍儿好，上下楼也不喘，这两年从没打过针，吃过药。他说："我现在一天不练太极，心里就没着没落，非做不可。"可见，经常练练太极，对人身体很有好处。

中医学认为五脏是藏精气神的。《黄帝内经·灵枢》记载："五藏者，所以藏精神魂魄者也。"五藏即五脏——心、肝、脾、肺、肾，这五脏既藏先天之精，又藏后天之精。五脏还必须遵循阴阳五行的规律。五藏心、肝、脾、肺、肾对应的五行上火、木、土、金、水。这两者是相生相克的作用。太极拳是以阴阳五行为指导的武术，锻炼内功内气，其实练的就是内脏之功、经络之气。它的一招一式均匀连贯、轻松柔和、自然协调、虚实变化。它活动的不仅仅是人的筋骨，而人体的"司令部——心胸"和"嫡系部队——气血"也被充分调动了。长期练习，身体功能可以得到有效地调整以保持平衡，这就从根本上强化了各器官的功能，增强免疫力，促使年轻者永葆青春，年老者延年益寿。

那如何练太极拳呢？首先要静心。心静了，气才顺，神自安。平心静气这一要领始终贯穿练拳的整个过程；其次要体松。练拳时，身体的肌肉、关节都要松下来，只有松下来周身才会在运动中气血畅通。最后是要全身协调，动静自然。这就要求人的注意力集中，上下相随，"一动无有不动"，就是说，一个很微小的动作，都是周身运动的结果。只有练到这种程度，才算周身协调。

练习太极拳，宜在空气清新，环境幽静开阔的地方练习，比方说公园、水边、树林里等。只要我们遵循太极拳的动作要领，循序渐进、持之以恒，一定会受益无穷。

练太极是一种以五行阴阳为理论指导的武术，练此功者，看似慢条斯理，实际上它的一招一式都充满着虚实变幻，长期练习不仅强健身体，还能使人心襟开阔，乐观豁达。

五脏与五行的对应关系

心、肝、脾、肺、肾五脏与火、木、土、金、水五行是相生相克的关系，相生即相互滋生和相互助长；相克即相互制约和约束。

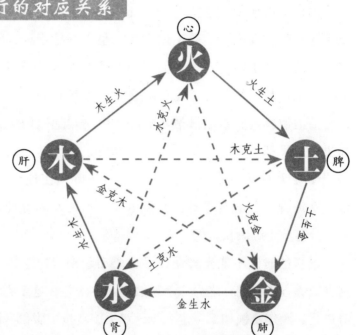

太极与中医五行学说

中医五行学说与太极拳在阴阳五行的理论上，二者是相通的，都强调要不断调整阴阳关系和五行生克关系，在治病养生的目的上也是一致的，要求达到人体内部环境的平衡，即"阴平阳秘，精神乃治"。只是二者的表现形式不同而已，一个是用在药物属性上，一个用在运动导引上。

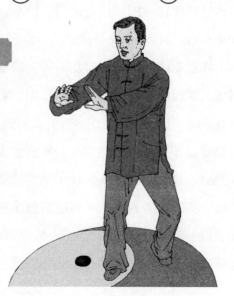

摩腹散散步，无需进药铺

有一句话说："百练不如一走"，可见散步也是不错的养生方式之一。在散步的时候摩摩腹，能很好地调节人的脾胃功能，促进食物的消化，可以预防和缓解很多脾胃毛病。

我国广西巴马村是世界上著名的长寿乡。巴马村位于广西盆地云贵高原的斜坡地带，这里的很多瑶族老人已年过百岁，依然耳不聋，眼不花，腰板硬朗，走路不用人扶，也不需拄拐杖，饭吃得也比常人多，还能下地干活。难道他们真的有什么神奇的长寿秘方吗？我看不见得。他们长寿的秘密肯定就藏在常人不经意的生活小细节里。比如说睡前泡泡脚啊，饭后散散步啊等。巴马村地属山区，山路比较多，那里的村民都很勤劳，吃完饭之后都要走很远的山路到田间干活，就相当于在无意间散了步。长年累月的坚持，使他们拥有了强壮的脾胃，吃饭香，干活有力气，心情也好，不长寿都难呀。可见经常散步是十分有益于健康长寿的。

散步的时候不能光脚动，手也要动起来。边走边用手摩摩肚皮，这种锻炼方法我们称之为"摩腹散步养生法"。这个方法宜在饭后半小时进行。操作要领如下：走一步，双手旋转按摩腹部一圈，顺时针转一圈，再逆时针转一圈，反复进行；散步速度不宜太快，最好保持在每分钟50步左右，时间5~10分钟即可。摩腹过程中注意加深呼吸，这样不但增强了呼吸系统功能，同时加大了膈肌活动的幅度，使腹壁肌肉也得到了锻炼。摩腹能对胃肠起到按摩作用，有助于食物消化，对于防治便秘十分有帮助。这个方法，老少皆宜，对脾胃不好的人尤其适用。

摩腹散步虽然好，但也有一些注意事项。如果在摩腹时，感觉腹中有温热感，胃肠鸣音排气、肚子饿等感觉，这些都是正常现象，无需担心。有一些特殊患者不能采用摩腹散步法以免加重病情。比方说，胃下垂患者饭后散步，会增加胃的振动，可以在饭后休息10分钟后平躺着，轻轻按摩腹部即可。腹部有皮肤化脓感染或者急性炎症，也不宜采用此

散步是很好的养生方式，如果在散步的同时按摩一下腹部，有助于增强脾胃功能，帮助消化，还能防治很多脾胃疾病。

散步摩腹两不误

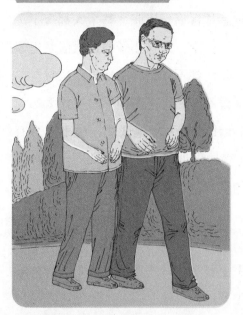

摩腹散步宜饭后半小时进行，散步不宜太快，深呼吸，以手在腹部做环形按摩，顺时针、逆时针方向反复进行，5～10分钟即可。

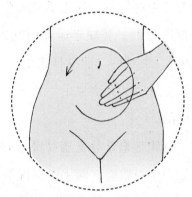

胃肠不适按公孙穴

胃下垂、腹部有皮肤炎症及化脓感染、腹部有癌症的人不宜采用摩腹散步法，以免病情扩散或加重。

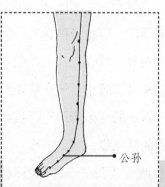

公孙

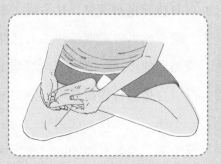

公孙穴很好找，在脚大蹈趾根后有一块很大的脚掌骨，沿着脚内侧按压此骨，有酸胀和痛感的那一点就是公孙穴了。公孙穴被称为"第一温阳大穴"，经常按摩此穴有健脾益胃、通调冲脉的作用，可用于防治脾胃疾病。

法，以免炎症加重。另外，腹部有癌症的患者，也不要按摩，以免癌症扩散或加重。

户外慢慢跑，脾胃不衰老

一位朋友旅居美国多年，他有一个儿子也在美国，从事IT行业。有一次我们通电话，他充满担忧地告诉我，他儿子最近怎么老是还没吃饭就恶心，吃不了几口就说饱了，经常感觉胃痛、胃胀，整个人都瘦了一圈。我说："怎么不去医院看看呀？"他说："这小子最讨厌医院里消毒水的气味了，我劝过他好几回了，死活都不肯去，拿他没办法呀。"我想了想对他说，你儿子有可能是脾胃不好，可能跟他平时工作太忙，精神压力大，又缺乏运动引起的。你让他每天慢跑试试，说不定会有效果。1个月后，朋友打来电话，高兴地告诉我，他儿子最近人精神多了，食量也大大增加了。从这个事例来看，慢跑对缓解脾胃不适是很有帮助的。

慢跑是最常见又容易操作的运动方式，可以每天进行。慢跑的时候要放松全身肌肉，两手微微握拳，手上臂和前臂弯曲接近直角，身体略前倾，双臂前后摆动。双脚前脚掌先着地，落地要轻。这样做可以经过足弓的缓冲，防止身体震动，能有效减少脚跟疼痛，头晕、腹痛等症状的出现。还有，呼吸方式上，最好用鼻呼吸，若鼻不够用也可用鼻口联合呼吸。这样可以防止空气直接刺激咽喉和气管，导致恶心、呕吐和气管炎的发生。跑步的时候步调与呼吸默契配合很重要，一般是两步一吸，两步一呼，有的是三步一呼，三步一吸，这个要看个人身体状况来定。

慢跑方式和节奏可以根据跑步者的自身情况进行调整。比方说，平时很少锻炼的人，或者体质比较差的人，刚开始可以采取快步走与慢跑相结合的方式，再逐步减少走的次数，增加跑的距离，直至完全能跑了为止。原本就常运动的，体质很好的，可以直接进行慢跑锻炼。跑的时候要注意保持适当的速度，以面不红，心不慌，气不喘，能边跑边与人说话为宜。慢跑快结束时，不能猛一下停下来，最好有缓冲的过程，速

慢跑又称健身跑，放松跑，它是最常见又很容易操作的运动方式，是锻炼心脏和全身的好方法。

慢跑有益于脾胃健康

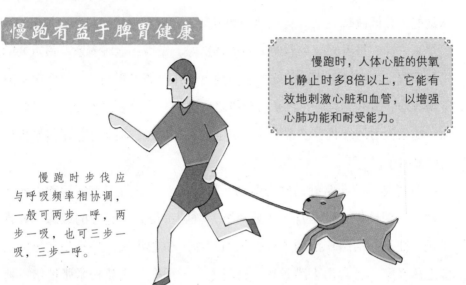

慢跑时，人体心脏的供氧比静止时多8倍以上，它能有效地刺激心脏和血管，以增强心肺功能和耐受能力。

慢跑时步伐应与呼吸频率相协调，一般可两步一呼，两步一吸，也可三步一吸，三步一呼。

老人慢跑注意事项

慢跑之前最好去做个身体检查，看看自己是否适合跑步。医生认可后，则可积极参加。

跑前应活动膝、踝关节，跑后注意勿受凉，避免在穿堂风处休息。

宜从短跑开始，等身体适应了，再延长跑步的距离。心肺功能稍差的，可练走跑交替。

保持呼吸均匀，深长而不憋气。出现胸闷、胸痛、心悸、头晕眼花等不适感时，应立即停止就地休息。

宜穿宽松舒适的鞋，鞋内最好要有海绵垫，以减少脚掌着地时的缓冲力。

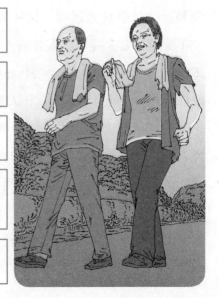

度要慢慢降低，以免造成心脏和大脑暂时性缺血，而引起头晕，恶心，恶吐等症状。

经常跳跳舞，越活越年轻

老妈最近迷上了跳舞。最近一吃完晚饭，就和那些因跳舞结识的姐妹约好去公园跳舞去了。自从她开始跳舞，我就觉得她像脱胎换骨似的换了个人一样。每天兴高采烈的，心情特别好，做饭还老哼着歌。最重要的是我发现她的身体也比以前好多了，她有十几年的老胃病了，经常时不时觉得胃痛、胃酸、胃胀，自从去跳舞之后这两三个月就再没犯过。腰酸背痛、腿软无力的症状也没有了。认识她的人都说她越活越年轻了，别提她有多高兴了。

跳舞是一项非常好的健身运动，好处多多。并且是有氧运动，各式各样的舞蹈动作，使全身的各处关节，脏腑都得到了充分的锻炼。经常跳跳，能舒筋活络，滑利关节，畅通气血。中老年人，特别是老年人大多退休在家，经常出去跳跳舞，舞场上的音乐会让人放松紧张情绪，舞场上的氛围会让人快乐，忘掉烦恼。身心愉悦，有助于缓解精神压力，避免老年抑郁症和老年痴呆症的出现。跳舞是一种很好的腿部锻炼，常跳舞的中老年人走路特轻盈。俗话说："人老腿先老"，跳舞可以锻炼腰和腿，减缓衰老速度。常跳舞还有助于中老年人保持身材。俗话说"千金难买老来瘦"。太胖的人，尤其是老年人得病的概率更高。常跳舞的人肯定不会胖，只要要领正确，跳舞还可以重新塑造中老年形体。跳舞给人的好处可谓不少，让人受益无穷。

跳舞虽然可以让人心情舒畅，但是也要注意度的把握。脾胃不好或者心脏功能不强者，跳舞的时间不宜过长，最好在吃完饭30分钟后进行。舞蹈的动作上不宜过于剧烈。老年人心血管弹性较差，动作过于剧烈舞蹈的动作可促使呼吸加剧、心跳加快、血压骤升，可诱发或加剧心血管疾病。老年人跳舞不宜穿硬底鞋，要当心地面太滑而发生扭伤或发生骨折。

舞蹈不仅能让人心情舒畅、情绪安定，而且还能让处于紧张状态下的脾、胃、肠得以舒展，从而有利于脾胃的休息和恢复。

越"跳"越年轻

舞蹈是抒发情感、宣泄郁闷的最好方式。优美的舞蹈动作，伴随着欢快的旋律，人很快就能忘记烦心的事。脾胃不好的人常去跳跳舞，对于脾胃疾病如食欲缺乏、消化不良等，可起到很好的治疗作用。

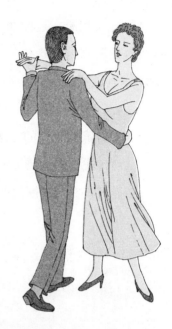

有心脏病和年老体弱的人，跳舞的时间不宜过长，也不能跳动作过于剧烈的舞蹈。最好在饭后半小时进行。

老年人跳舞益处多

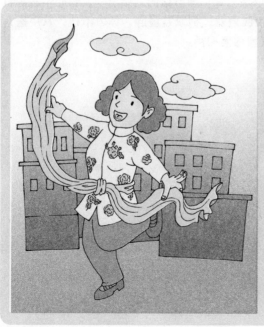

锻炼身体 跳舞能使人保持思维敏捷、腿脚灵活，对于预防和改善多种老年关节病、腰腿痛、老年痴呆病症很有好处。

调节情绪 老年人大多赋闲在家，出门跳跳舞蹈，可以调节消除消极情绪，增强生活信心，扩大人际交往，对解除因为空巢在家产生的精神生活空虚十分有帮助。

减缓衰老速度 常言说人老腿先老，跳舞是一种很好的腿部锻炼，常跳舞的人走路特轻盈，能保持优美体态。虽说"千金难买老来瘦"，常跳舞的人肯定不会胖，只要要领正确，跳舞还可以重新塑造老年形体，而且越跳越漂亮。

松肩运动调脾胃

不经常运动的人，特别是办公室工作人员，因为用电脑的缘故，双肩容易紧张而不能松沉，乃至影响到颈椎和整个后背，好像背着重物。从外表看来，这类人双肩习惯性上耸，即所谓的"架肩"，长此下去脾胃之气容易积滞，进而面色苍白，四肢瘦弱，抑或是虚胖，体力不佳，从中医角度来看，这些均是脾胃虚弱，气机壅滞所导致的。因为双肩为中焦气血流通的要津，明代李梴的《医学入门》中保养导引的方法中"开关法"和"起脾法"均是用松肩的方法以调理脾胃之气。下面为大家介绍一种锻炼双肩的方法，打通肩部的滞涩，恢复气血流通。

1.预备式：坐在椅子上或放松站立均可，两手交叉抱胸。

2.摇肩：左右转圈摇摆，肘尖的轨迹呈"∞"字形，大约100次。

 图解展示 办公室工作人员易脾胃虚弱

办公室工作人员双肩通常习惯性上耸，即所谓的"架肩"，长此下去脾胃之气容易积滞，进而面色苍白，四肢瘦弱，抑或是虚胖，体力不佳，从中医角度来看，这些均是脾胃虚弱，气机壅滞惹的祸。

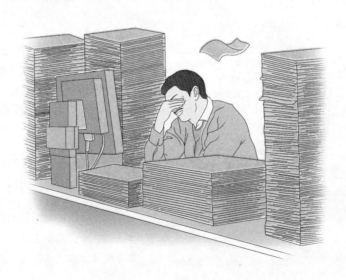

松肩运动就是一种锻炼双肩的最佳方法。此方法可打通肩部的滞涩，恢复气血流通。

摇肩

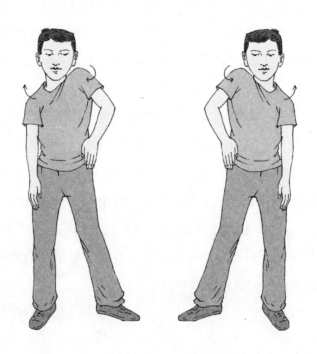

3.转肩：两手自然下垂，手指自然伸直，肩膀用力由后向前转圈（后—上—前—下—后）；之后由前向后转圈，各100次。要领：动作缓慢柔和，手臂放松，垂直下坠，好像挂在肩膀上的钟摆一样，丝毫不着力。

4.开肩：本动作是在走路过程中完成的，走路时双手随步伐前后摆动，就像军人的"齐步走"。手的摆动的水平高度在肚脐和胸之间，大约在中脘、上脘的位置。要领：步伐不要太快，要像散步一样放松，手臂像钟摆一样摆动，手指自然伸直，全身放松。

以上动作前三个动作可连续做，每次大约半小时，适合于办公室工作人员疲劳时缓解压力，放松身心。动作4可在上下班走路时做，每次最好持续半小时。

动作效应

锻炼一般在10分钟后就会感觉肩关节周围发热，30分钟后会感到整个背部包括颈椎，都会有温热的感觉，说明通过运动阳经气血通畅，颈椎、肩周、失眠、头痛等疾病会得到缓解。在做动作半小时后，手指会有温暖而柔软的感觉，说明手三阴经逐渐通畅，心、肺、脑血管疾病都会有所减轻。

本方法简单，但是功效卓著，长期锻炼可以增进食欲，健壮脾胃，增强体格。我们看看为什么参过军的人体质都比一般人要好？他们面色红润、声音洪亮、精神面貌和体力都是非常棒！包括大学生军训，我的一个同班同学军训后连晕车都治好了。其中一个重要的原因，那就是天天齐步走，暗合妙道，松开双肩，脾胃之气调畅，中焦脾胃是后天之本，它一旦强壮，自然有病祛病无病强身了。晕车本是脾胃病，用这种方法治疗自然会收到良好的效果。

转肩

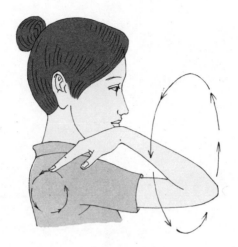

开肩

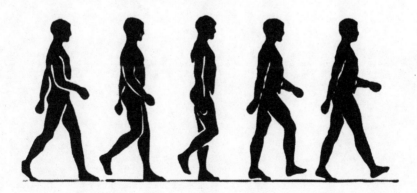

第五章

食疗调脾胃
大攻略

❁ ❁ ❁ ❁ ❁

常言道："药补不如食补。"食物就是最好的药物。但食物本身具有一定的性质，因此食疗调补时一定要多加注意。

《素问·至真要大论》曰："寒者热之，热者寒之。"这是治疗用药之大法，同样也是选择食物时的重要依据。食物性质分为热性、温性和寒性。温热质食物，如韭菜、辣椒、生姜、鸡肉、羊肉、狗肉、橘子、龙眼等有温经助阳、活血通络、散寒补虚等功效，适合寒证等选用；寒凉性质食物多有滋阴润燥、清热泻火、凉血解毒作用适合热证等选用，如萝卜、苦瓜、白菜、冬瓜、绿豆等。选择的时候分清食物的性质很重要。

我们一定要发扬中华民族的传统饮食习惯，学会更多的食疗养生的方法，要多吃"神"造的天然食物，远离人造的加工食品。

调养脾胃就是补益气血

补益气血的根本是调养脾胃，调养脾胃的根本是饮食

现在有很多庸医光要求患者要好好养护自己的脾胃。怎样养护才算好呢？就是天天对患者讲"虚和补"——其实就是一个"补"字，统统都补。什么补血、补气、补肾、补心。其实这种盲目的"补"，着实令老百姓歪曲和误解到了无以复加的地步。

实际上这里的"补"字，用中医理论来解释既不是补药也不是补品，只是一种概念，就是固摄、加强的意思。也就是将自身的精气神与气血能量加强、固摄住，保持原动力，使自身保存的原有能量和实力，不要散发掉。打个比方，一个先天脾胃虚弱、气血不足的人，如果固摄方法得当，能够使自身现有的能量得以保存，以助自己平衡阴阳，疏导血脉，就是补、养最佳的方法。而另外一个身体先天条件很优秀，体格很壮实的人，如果他天天饮食无度、夜夜笙歌，纵淫纵欲，或许每天会吃大量的补品、补药，就像服用兴奋剂一样，只不过给身体多一些外力刺激而已。实际上他自身的机体已完全阴阳失衡，根本不能固摄体内的能量，当他耗损光体内的元气与精气后，就会疾病缠身，或一病不起甚至会暴病而亡。现在想想以前的那些皇帝、达官贵人，每天不是人参、鹿茸就是阿胶，结果则适得其反，为什么呢？他们天天"大补"为何还没有一个平民百姓长寿呢？实话相告，补养气血、固摄能量、保持动力并不是靠吃补药和补品就能得到解决的。

补养气血、固摄能量唯有好好吃饭

也许有大部分人都不清楚体内的气血缘于何处。有很多人认为血是由心脏造出来的，这种说法太片面了，其实心脏只是管理血脉的而非血的源头。黄帝内经讲得很清楚，胃经主血。通俗来讲，胃是我们的后天之本，担任气血生化的重要任务（气血生化源头）。人得以生存所需要的一切营养物质都要依靠胃腐熟，而后通过脾来将全部精微物质上输给心肺等各脏器。这就是脾在《黄帝内经》中被称为"谏议之官，知周出焉"的真正意义。这句话的意思就是，脾需要了解各脏腑对气血的需求量并给予一定的保障，故又被称为仓廪之官。所以五脏六腑的后勤部长非脾莫属，而气血原料的制造者就是胃。脾胃精诚合作就是气血的来源。明白了脾胃才是气血的真正制造者，无疑补益气血的最佳原料就是食物了。所以日常生活中好好吃饭则为重中之重。

在中医诊断中对胃气的强弱非常重视，胃气的强弱直接关乎病情的轻重。《黄帝内经》在平人气象论中写道："平人之常气禀于胃，胃者平人之常气也，人无胃气者曰逆，逆者死！"就是说正常人的脉气都来源于胃，所以说胃气就是正常人的脉气。人的脉象中如果没有胃气，那就叫作"逆"，逆就是会死亡！

所以胃气虚弱会导致多种疾病上身，因为胃气一虚弱，体内就会气血不足，气血一不足就会百病缠身。

这就是为什么大家要好好养护脾胃的重要性。其实补益气血没有什么灵丹妙药，也没有什么秘方绝技，就是简简单单、普普通通的一句话：吃好饭！

胃气的解释可概括为两个基本点：一是狭义胃气，即指胃的功能；二是广义胃气，即指脾胃运化而形成的水谷精气。

胃气到底是什么

胃是腹腔中容纳食物的器官。其外形屈曲，上连食道，下通小肠。主受纳腐熟水谷，为水谷精微之仓、气血之海，胃以通降为顺，与脾相表里，脾胃常合称为后天之本。胃与脾同居中土，但胃为燥土属阳，脾为湿土属阴。

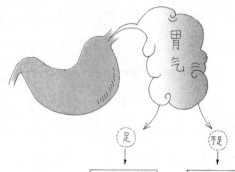

足 → 身体健康

不足 → 疾病不易康复

胃气就是……

胃气是什么？

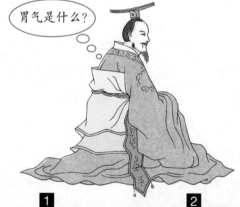

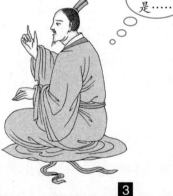

1 胃气指胃的收纳、腐熟功能。胃气强，则胃的收纳腐熟作用强；胃气弱，则胃的收纳腐熟功能弱。

2 胃气指胃的气机。胃主受纳腐熟水谷，并将食糜下传小肠，因此胃的气机以下降为顺，胃气上逆，则致恶心呕吐、腹胀脘闷等症。

3 胃气是指脾胃的消化功能。脾胃的运化功能强，气血生化有源胃气弱，即脾胃的消化功能弱，气血生化乏源。所以说，胃为脏腑之本。

胃气的解释可概括为两个基本点：一是狭义胃气，即指胃的功能；二是广义胃气，即指脾胃运化而形成的水谷精气。

4 胃气即水谷精气。胃气强，则五脏得养，功能强盛；胃气弱，即水谷精微亏虚，则脏腑失养，功能减弱。

5 胃气是指脉象的特征。即脉象中从容和缓之象。脉搏中胃气的强弱与存亡，对于测知正气的强弱，推断疾病的进退具有重要的意义，没有胃气，就预兆死亡的真脏脉。

6 胃气是指人体全身之气。包括元气、营气、卫气、谷气、清气等，内涵扩大至人体正气范畴。

2

如何好好吃饭，吃什么才能养好脾胃

错误的饮食方式只能伤脾胃

吃"好"饭，好是什么概念呢？或许会有人生疑，说我每天都要吃很多有营养的东西，不是鸡、鸭、鱼、肉，就是海参、燕窝，那我的身体还是很虚弱，一点儿也不强壮？类似这样的吃法，我想说的是大错特错。因为这类"补"法使吃进肚里的食物并没有补益气血，而是在制作大量的垃圾，长此以往这种生活方式，只会使垃圾堆积在体内而且越存越多，为体内滋生湿、痰提供了便利的条件，或是体内产生寒、产生热，总之没有生气血！什么原因呢？

究其原因，就不得不从好好吃饭来找原因了。怎样吃？吃什么、吃多少就成一个重要的问题了。

《黄帝内经》载："人以水谷为本，故人绝水谷则死，脉无胃气亦死！"就是说人生存是依靠饮食水谷为根本。水谷的精微都是由脾胃制作成气血输送到全身各脏腑的，所以断绝了水谷，人就要死亡。记住了"水谷"才是人生存的根本。而非常人眼中的"肉、蛋、奶、补药"。谷，就是五谷杂粮。粮食来源于植物的种子，也是植物中最为精华、最有营养的部分，吃下去就会生成血。所以人们每天的主食就是五谷杂粮，粮食才是气血的主要原料。

五谷为养，五果为助，五菜为充，五畜为益

"迎粮穴"位于嘴角的两边。顾名思义，嘴最喜欢吃粮食了，一看

粮食来了，就会热情地迎上去。这足以说明粮食对于生存的重要性，是人得以存活下去的最主要能源。当然我们再也找不到一个"迎鱼、迎肉、迎菜、迎果"穴了。

看看祖先为大家总结的黄金饮食法则："五谷为养，五果为助，五菜为充，五畜为益"。五谷是养命之根本，占据要位，其他的蔬、果、畜均为辅位，可起到辅助和补充营养的作用。

明白了这点，大家就要吃好主食，而且是要多吃一些五谷杂粮、豆类，少吃那些精加工再加工的东西。用小米、江米、大米、黑米、麦仁、玉米仁单独或搭配着，加入些豆类、莲子、薏米、芡实、百合或是花生、核桃、杏仁等坚果熬粥，或是用打糊机打成米糊来食用，更有利于消化吸收。不过可不要贪多，适量地搭配，一两样米加上一两种豆类或坚果就可以，豆类和坚果不要太多否则油脂太大，肠胃负担也会增大，反而无法吸收。所以要注意这一点，什么东西都要适量，过了就会变宝为废。

图解展示 五谷为养，五果为助，五菜为充，五畜为益

人生存是依靠饮食水谷为根本。水谷的精微都是由脾胃制作成气血输送到全身各脏腑的，所以断绝了水谷，人就要死亡。记住了"水谷"才是人生存的根本。

水谷的重要性能

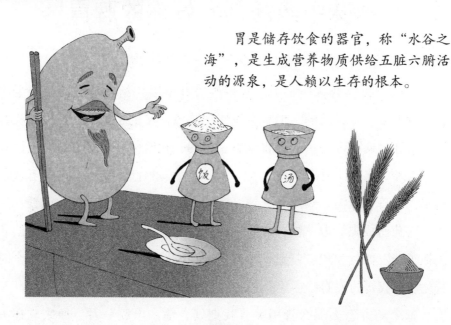

胃是储存饮食的器官，称"水谷之海"，是生成营养物质供给五脏六腑活动的源泉，是人赖以生存的根本。

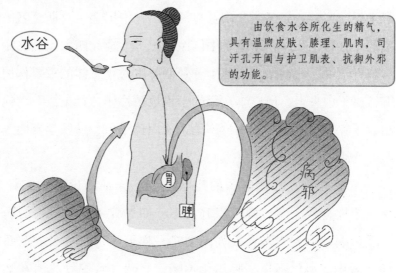

由饮食水谷所化生的精气，具有温煦皮肤、腠理、肌肉，司汗孔开阖与护卫肌表、抗御外邪的功能。

八味中药汤剂养好你的脾胃

升阳益胃汤——健脾益气，升阳祛湿

有次，我妈老胃病犯了，我带她去看中医。给她诊病的是个老中医，看上去挺有经验的。他看看我妈的脸色，又把了把脉，然后对我妈说："你这病呀，是由于脾胃气虚引起的，我给你开一药方。"上面写着：人参、半夏、甘草（炙）各一两，羌活、独活、防风、白各五钱，白术、茯苓、泽泻、柴胡各三钱，黄连二钱，黄芪二两，陈皮四钱。用法：将药研成末，取三钱，加姜和枣一起煎水喝。我按照他的处方给我妈抓了药。回到家里，赶紧把药煎上，让她服了。嘿，还别说，半个时辰之后，我妈的胃明显感觉不那么痛了，脸色也好多了。

这个药方怎么那么管用呢？我把处方输入电脑一看，原来它还大有来头。这个处方名叫升阳益胃汤，出自中国金元时期著名医学家李东垣的《脾胃论》。李东垣是中国医学史上"金元四大家"之一，是中医"脾胃学说"的创始人。他十分强调脾胃对于人体的重要作用。脾胃在五行属于中央土，所以李东垣的学说也被称作"补土派"。他的主要作品有《脾胃论》《内外伤辨惑论》《用药法象》《医学发明》《兰室秘藏》《活法机要》等。

《脾胃论》脾胃虚弱的症状进行了详细的论述。它认为脾主运化，个性喜燥恶湿，脾气以升为主。如果脾胃虚弱，它的运化功能就会受影响，那人吃东西就如同嚼蜡一样无味，吃进去的东西没不能很好地消化；消化不良，脾运化不畅，必然导致湿气积滞在胸腹部，脾

升阳益胃汤出自李东垣的《脾胃论》，此药方有健脾益气、升阳祛湿的功效，主治脾胃气虚，兼有湿邪引起的倦沉、饮食无味、体酸肢节痛、大便不利、小便频繁、畏寒怕冷、舌淡苔白，脉沉无力等病症。

升阳益胃汤方解

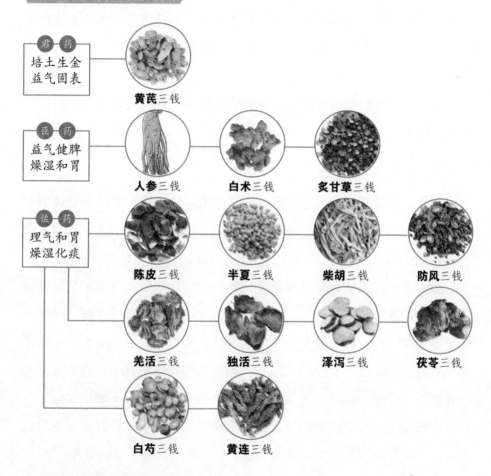

君 药
培土生金
益气固表
黄芪三钱

臣 药
益气健脾
燥湿和胃
人参三钱　白术三钱　炙甘草三钱

佐 药
理气和胃
燥湿化痰
陈皮三钱　半夏三钱　柴胡三钱　防风三钱

羌活三钱　独活三钱　泽泻三钱　茯苓三钱

白芍三钱　黄连三钱

现代应用及用法

现代应用：现临床多用于治疗慢性胃炎、胃及十二指肠溃疡、胃扭转、慢性胆囊炎等病。以脸白、倦怠、嗜睡、食少、腹胀、肢体沉重、口干口苦为辨证要点。

用法：将以上诸药一起研成粗末，每次服三钱，加姜、枣、水煎服。

气就上不去，这时候人就会感觉胸腹胀痛；全身的肌肉受脾的管制，湿气在肌肉里淤积不化，就会感觉四肢酸痛、乏力；脾胃气虚，人就容易犯困、嗜睡；湿邪之气大量在体内聚积，化生热邪，影响津液往上输送，人就会口干舌燥；湿热之气下至膀胱，人就得老往厕所跑；脾在五行属土，肺属金，土生金，脾虚胃也跟着虚，人的抵抗力跟着下降，就会畏寒、怕冷。

升阳益胃汤主治因脾胃气虚，兼遇湿邪引起的倦怠、嗜睡、饮食无味、四肢酸痛、大便不利、小便频繁、畏寒怕冷、舌淡苔白，脉沉无力等病症。

注：患者宜根据自身的体质，病情的轻重，详细咨询医生，根据医生的指导服药。

温脾汤——温补脾阳，祛寒化积

唐代一位特别有名的医学家，叫孙思邈。传说孙思邈从小就体弱多病，但是从小就特别聪明，7岁的时候就能背诵上千字的文章。后来长大了，潜心研究医学著作，他著作的《千金要方》至今都被中医奉为经典。

历史上一直流传着孙思邈悬丝诊脉的故事。当时，唐太宗李世民的长孙皇后怀孕已经超过10个月了，仍不见分娩，反而得了重病，卧床不起。不少太医诊治都无效果，唐太宗每日愁眉不展，坐立不安。后来徐茂功对唐太宗说道："臣早听说有位民间医生叫孙思邈，他常到各地采药为百姓治病，医术高超，尤其擅长治妇科和儿科疾病。不如请他前来为皇后治病？"唐太宗便立即派人将孙思邈召进皇宫给皇后看病。当时的封建社会，非常注重"男女授受不亲"。孙思邈只能在皇后房外"引线诊脉"了。经他诊断，皇后的病是由于体内胎儿胎位不顺，引发难产引起的。于是孙思邈让侍女将皇后左手伸出靠近竹帘，他看准穴位扎了一针，皇后感觉疼痛，浑身一颤抖，不一会儿，就顺利产下了皇子。

孙思邈耗费毕生心血写成的《千金要方》，里面的很多药方都是经过他反复试验验证的。传统中医在治病救人的时候也多引用里面的药

图解展示　温脾汤

温脾汤出自孙思邈的《千金要方》，此方有温补脾阳、除寒散瘀的功效，主治：寒气积滞腹部引起的腹痛、便秘、脐下绞痛、手脚冰凉、苔白不渴、脉沉弦而迟。

温脾汤方解

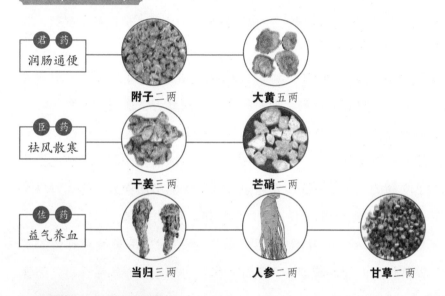

君药 润肠通便

附子二两　　大黄五两

臣药 祛风散寒

干姜三两　　芒硝二两

佐药 益气养血

当归三两　　人参二两　　甘草二两

现代应用及用法

现代应用：主要用来治疗急性梗阻、肠道蛔虫、慢性肾功能不全等积寒症。
用法：将以上诸药一起加水煎，分3次服用。

方。比如说，里面记载了一味补脾的药方，叫温脾汤。方剂为：人参二两、附子二两、甘草二两、芒硝二两、大黄五两、当归三两、干姜三两。水煎，分3次服。此方具有温补脾阳，祛寒化积的功效，主治：便秘、腹痛、口干怕热、舌苔黄，脉滑以及胃肠积热而引起的口腔溃疡，牙龈、牙齿痛，咽痛等症状。

缩脾饮——温脾消暑，除烦止渴

中医学认为，湿属阴邪。夏天天气又热又湿，而脾喜燥恶湿。所以长夏的湿邪之气最容易侵犯脾胃，伤脾。这种情况中医称之为脾为湿困。湿邪困脾，再加上夏天很多人爱喝冷饮吃凉食，这就更容易引发脾胃功能失调，从而出现饮食无味、头晕、头痛、肚子胀、不消化、恶心、呕吐、腹泻等症状。一些人在腹泻的时候，毒素会乘机进入血液循环，引起血管痉挛，很可能诱发心脑血管疾病。所以在夏季，中老年人要注意祛湿邪，尤其是患有高血压、糖尿病、高脂血症等慢性疾病的人群。

我们知道，每个地方的饮食习惯不尽相同。四川、湖南、湖北等地的人大多喜欢吃辣的食物。即使是在炎热的夏天，他们也不愿意改变吃辣的饮食习惯。在闷热的夏天吃辣的，有助于排汗降温，反而觉得更舒服。他们觉得辣的食物，可以增加食欲，帮助消化，促进肠蠕动。其实习惯了吃辣的人，在夏天少量吃点儿辣确实能增加食欲，使人胃口大开。但也不能多吃，否则容易上火、胃灼热，对身体不好。

不能吃辣的人，千万不要勉强自己。我教大家一种调养脾胃的药饮——缩脾饮，既能温脾消暑，消烦止渴，也不用担心刺激脾胃。缩脾饮出自《太平惠民和剂局方》。药方由砂仁（四两），草果（四两），白扁豆（二两），葛根（二两），乌梅（四两），炙甘草（四两）组成。其中，砂仁、草果有健脾化湿的功效；砂仁有行气燥温的功效；葛根有助于发汗；乌梅的功效在于涩肠生津；炙甘草作为辅药有调和药效的作用。将这些中药组合在一起，有温脾和中，消暑止渴，祛湿止泻，用来治疗夏季暑湿，暑伤脾胃而引起的口干，烦躁，呕吐，腹泻效果很好。另外这个方剂还可用来治疗由于天热饮酒过多而引起的脾胃不适。

缩脾饮的用法：将以上6味中药一起研成粗末，每次取四钱，加适量水煎服。

厚朴温中汤——温中行气，燥湿除满

俗话说："一场秋雨一阵寒"，进入秋季，特别是中秋过后，天气

图解展示 缩脾饮

长夏的湿邪之气困脾最易引起腹胀、腹泻等脾胃不适，可饮缩脾饮，既能消烦解渴，还能温脾祛湿。

缩脾饮方解

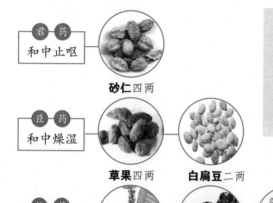

| 君药 | | |
| 和中止呕 | | |

砂仁四两

| 臣药 | | |
| 和中燥湿 | | |

草果四两　　**白扁豆**二两

| 佐药 | | |
| 升阳开津 | | |

葛根二两　　**乌梅**四两　　**炙甘草**四两

现代应用及用法

现代应用：此方有湿脾消暑、祛烦生津的功效，主治因暑湿伤脾引起的烦躁口渴、呕吐、腹胀、腹泻及暑夏酒食所伤等。

用法：将以上6味中药一起研成粗末，每次取四钱，水煎凉服。

脾喜燥恶湿

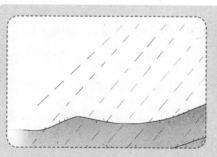

"湿"来自两方面，一是由于脾气虚衰，运化水液的功能减弱，痰饮水湿内生而困脾；二是外在湿邪侵入人体，困遏脾气，致脾气不得上升，也称为"湿困脾"。

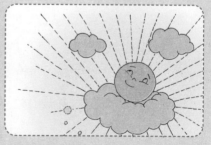

脾喜燥恶湿的特性与其运化水液的生理功能有关。如果脾气健旺，运化水液功能发挥正常，水谷精微就能布输全身，不会出现痰湿停积的现象，脾自然不会被痰饮水湿所困。

由热转寒，昼夜气温变化大，这时候是脾胃犯病的高发期。人们会经常感觉口干舌燥，老想喝水，皮肤特别干，大便困难等，出现这些现象，可不能大意了，这都是脾胃虚弱惹的祸！

为什么秋天脾胃毛病多呢？大家有没有发现，在夏季的时候，气温太高，天气太热，往往不想吃东西。可一到了秋天，天气凉爽了，胃口大开了，一下子吃得太多，脾胃受不了，就会经常出现拉肚子的现象。中医将这种现象称之为脾虚泄泻。有的人夏天有乘凉的习惯，进入初秋，这种习惯还继续着，结果寒气归脾扰肠胃，经常拉肚子。夏天的时候往往不想吃太油腻的食物，蔬菜吃得多，而秋季，人们往往吃荤腥多一些，吃得过多过快，就容易引发胃肠功能异常，比如说过敏性肠胃炎。

那秋季如何养脾胃呢？我给大家介绍一味养脾益胃的汤药——养脾益胃汤。这首汤剂出自于《内外伤辨惑论》，由厚朴（一两），陈皮（一两），炙甘草（五钱），茯苓（五钱），草豆蔻（五钱），木香（五钱），干姜（三片）组成。其中厚朴、干姜、炙甘草有温中助阳，补脾益气的功效；陈皮、草豆蔻有理气降逆，暖胃散寒的功效；茯苓、木香则有行气止痛，健脾除湿的功效。这些中药一起用，可治疗各种因脾胃虚弱，受寒气滞而引起的胃痛，胃胀，消化不良，腹泻，四肢倦怠无力等症状。用法为：将以上中药一起研成粗末，每次取五钱，加三片生姜水煎，温服即可。

如果患者某些症状比较严重，可以在原药方的基础上加减中药。比方说，脾气虚，四肢无力，可以在原药方的基础上加白术、党参，健脾益气的效果更强；脾胃寒气重以至于腹痛腹胀，这种情况下，可以在原药里再加肉桂、高良姜来温中散寒和止痛；如果体内湿气重以至于身体肿胀，这时可以加腹皮、木瓜，可以利水消肿。

中满分消汤——散寒利湿，消除胀满

以前老李经常上邻居家串门，有段时间不知怎么了，好久没来，也没见他出门。邻居去他家看他。一开门，就看见老李穿着棉袄，一脸

立秋之后，天气逐渐转寒，脾胃易感受湿寒而生病，服用厚朴温中汤可治疗因脾胃虚弱引起的各种病症。

厚朴温中汤方解

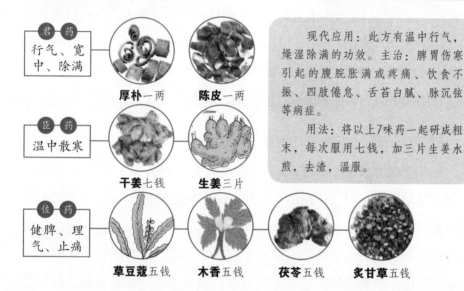

君药　行气、宽中、除满

厚朴一两　　陈皮一两

臣药　温中散寒

干姜七钱　　生姜三片

佐药　健脾、理气、止痛

草豆蔻五钱　木香五钱　茯苓五钱　炙甘草五钱

现代应用及用法

现代应用：此方有温中行气，燥湿除满的功效。主治：脾胃伤寒引起的腹脘胀满或疼痛、饮食不振、四肢倦怠、舌苔白腻、脉沉弦等病症。

用法：将以上7味药一起研成粗末，每次服用七钱，加三片生姜水煎，去渣，温服。

疲态。邻居心里很纳闷："这个老李，这刚到秋天，怎么穿那么厚的衣服呢，不热呀？""最近怎么老看不见你呀？""老张，我最近不知道是怎么了，心里跟堵了块石头似的，闷胀难受，老想上厕所，还特别怕冷，你看我这，冬天还没到，我就把棉袄给穿上了！"邻居说："你呀，肯定是身体哪里出问题了，赶紧去看看医生吧！"

后来，邻居咨询了一位老中医朋友，并将老李的情况都跟他说了。医生告诉邻居说，老李这情况属于典型的脾肾虚寒证。"这种病要怎么治好呢？"老中医建议可试着服用中满分消汤，处方如下：川乌、当归、麻黄、荜澄茄、柴胡、生姜、干姜、人参、泽泻、黄连、青皮各二钱；吴茱萸、厚朴、草豆蔻、黄芪、黄柏各五钱；升麻、木香、半夏、茯苓、益智仁各三钱。用法：将以上21味药加适量水、煎服。

老中医的这首药方出自李杲的《兰室秘藏》，其中，干姜、川乌、益智仁有暖脾肾、散寒祛湿的作用；吴茱萸、草豆蔻有散寒燥湿的作用；荜澄茄有暖脾胃温膀胱的作用；茯苓、泽泻有渗湿利水的作用；青皮有破气、散结的作用；厚朴则有平喘止咳的功效；人参、黄芪、升麻、当归则有补气血，升阳气的作用；柴胡、麻黄、半夏则有升清降浊，除湿化痰之功效；黄连、黄柏有清热泻火的作用。将这些中药一同入药能起到散寒利湿，除胀消满，扶正理气的功效。中医临床上主要用它来治疗脾肾虚寒引起的胃胀，胃寒，尿频尿急，四肢怕冷，呕吐等病症。

在服用中满分消汤的时候，忌饮酒，吃生冷、油腻的食物。

麦门冬汤——滋养肺胃，降逆和中

麦门冬又名麦冬、书带草、沿阶草，是一种常见的调理肺脏的中草药。最早发现麦门冬作用的人是鬼谷子。说起鬼谷子可能大家都不是太熟悉，但要说起历史上赫赫有名的孙膑、庞涓、苏仪、张秦这些在历史上都曾干过一番伟业的人，则很少有人不知道。鬼谷子正是这些名人的老师。他不但善谋略，还是一位精通医术的高人。他最出名的就是善于使用麦门冬。《十洲记》中记载着这么一个故事：有一个人病得特别重，连呼吸都已经很微弱了，眼看就没救了。鬼谷子就让那人吃麦门冬的根茎，吃完之后，用草叶将这病人全身都盖住。过了一段时间，那人气息慢慢变强了，于是又给他吃了些麦门根，结果气息更加顺畅，已看不出有疾病的样子。所以鬼谷子用"一株草就可救活一人"的说法就流传下来了。

据《本草纲目》记载，麦门冬性寒，味甘、微苦。中医临床上多用于治疗阴虚内热，津少口渴；肺阴受损，咳嗽，咯血，以及心烦不安等病症。将麦门冬与半夏、人参、甘草等同用对治疗因胃肺阴虚引起的各种病症皆有很好的功效。《金匮药略》中记载：将麦门冬七升，半夏一升，人参三两，甘草二两，粳米三合，大枣十二枚，一起加水一斗二

图解展示 中满分消汤

中满分消汤药方出自金代脾胃论学说创始人李杲的《兰室秘藏》，共由21味药组成，有祛寒燥湿、消胀除满的功效。

中满分消汤方解

 君药 温中散寒

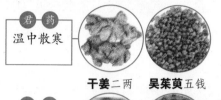

干姜二两　**吴茱萸**五钱

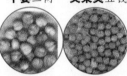 臣药 温中止呕 祛湿利尿

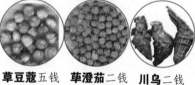

草豆蔻五钱　**荜澄茄**二钱　**川乌**二钱　**益智**三钱　**茯苓**三钱　**泽泻**二钱

佐药 理气燥湿 止痛除满

青皮二钱　**陈皮**一钱　**厚朴**五钱　**人参**二钱　**黄芪**五钱　**升麻**三钱

黄柏五钱　**柴胡**二钱　**麻黄**二钱　**半夏**三钱　**当归**二钱　**生姜**二钱　**黄连**二钱

现代应用及用法

现代应用：脾肾虚寒引起的腹寒、腹胀、大小便不利、四肢厥冷、心痛、恶心呕吐、寒疝等病症。

用法：将以上21味药一起加水煎，饭前热服。

知识拓展

《兰室秘藏》为金代脾胃学家李杲撰写的一本综合性医书，共分为三卷。书中分述饮食劳倦、中满腹胀、心腹痞、胃脘痛、眼耳鼻、内障眼、口齿咽喉、妇人、疮疡等21门病证，其中对脾胃病证的论述尤为后人重视。李杲认为"土为万物之母，脾胃为气血生化之源"，十分强调脾胃功能的调养和保护。

升，煎至水剩一半即可，温服一升，日三夜再服。此方主治因胃阴不足气短、气喘，或气逆呕吐、口渴、咽喉干燥、舌红少苔、脉虚数。

麦门冬还常被拿来配合其他食物作为食疗方法使用。《金匮要略》中就记载了制作麦门冬粥的方法，这种粥被常食用的老百姓称为"消火顺气粥"。喝这粥，最明显的功效就是不喘不咳，气顺畅了。做起来也很简单：麦门冬7克，大枣12枚，加入适量米一起煮。喝麦冬粥对短气喘促，慢性支气管炎，肺结核等因肺胃阴虚，气火上逆引起的病症有很好的治疗效果。

麦门冬不光能用来入药，拿来煮粥，还能用来制作茶饮料。现在市面上到处可见的麦冬茶和麦冬饮，都是以麦门冬为原料的茶饮剂。经常喝喝，对身体特别有好处。

吴茱萸汤——祛风散寒，温经止痛

提起吴茱萸，很多人都会想起"独在异乡为异客，每逢佳节倍思亲。遥知兄弟登高处，遍插茱萸少一人"。的思亲诗句。从这首诗中我们可以看出古人很早就有登高、佩戴茱萸囊避灾的风俗。茱萸作为一味中药，其药用价值很早就被中医所认识。在我国现存最早的一部药学著作《神农本草经》中就有关于它的介绍。吴茱萸性热，味辛、苦，稍有毒，归肝、脾、胃、肾经，具有散寒止痛、温中止呕、助阳止泻的功效。

据说，在春秋时期，"吴茱萸"原名"吴萸"，产自吴国，是一味止痛良药。当时，吴国和楚国毗邻，楚国国力较吴国强盛，吴国每年都得向楚国进贡。有一次，吴国的贡品中有吴萸，楚国看了勃然大怒。当时有位姓朱的楚国大夫，知道吴萸能治胃寒腹痛，还能止吐、止泄。正好楚王就胃痛的老毛病，就劝说吴王收下。吴王不听，认为这是小看楚国，于是两国绝交。朱大夫悄悄将吴萸，栽在院内，还命人精心管理。后来，楚王果然忽然旧病复发，肚子痛得直冒虚汗。朱大夫用吴萸煎汤治好了楚王的病。这时，楚王才知道原来不起眼的吴萸有这么大的功

图解展示 麦门冬汤

麦门冬是一味常见的调理脾胃的中药，临床上多用来治来阴虚内热引起的各种病症，除了入药还可以将它煮茶喝或者熬粥喝，同样可以起到养脾健胃的功效。

麦门冬汤方解

配方

麦门冬60克，半夏9克，人参6克，甘草4克，粳米6克，大枣12枚。

功效

降逆和中、滋养肺胃。

用法

上六味药，加水1.2升，煮取600毫升，分3次温服。

主治

主治由胃阴不足引起的气短、气喘、气逆呕吐、口渴、咽喉干燥、舌红少苔、脉虚数等症状。

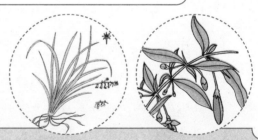

麦门冬食疗方

麦冬枸杞炒蛋

食材：鸡蛋4枚，枸杞子10克，花生米30克，猪瘦肉50克，麦冬10克，精盐、淀粉、味精各适量。

做法：①枸杞洗净，沸水余一下。②麦冬洗净后加水煮熟，剁成碎末。③将花生米炒熟。④猪瘦肉切成丁。⑤鸡蛋打匀加盐隔水蒸熟，冷却后切成块状备用。⑥锅中倒油，将猪肉丁炒熟。⑦加入蛋粒、枸杞子、麦冬碎末，炒匀加精盐，淀粉勾芡，加味精调味，盛盘撒脆花生米即可。

功效：滋阴补肾、清肝明目。适用于慢性肝炎，早期肝硬化、口舌干燥、喉痒、舌红、脉细数等病症。

沙参麦冬瘦肉汤

食材：猪瘦肉250克，北沙参30克，麦门冬18克，蜜枣4枚。

做法：①将北沙参、麦门冬、蜜枣洗净。②猪瘦肉洗净切成小块。③把全部用料一齐放入锅内，加清水适量，武火煮沸后，文火煮2小时，调味即可。

功效：滋阴养胃，润肺止咳。适用于肺阴虚干咳少痰者，特别适合中老年人秋季常服。

效，真是错怪吴国了，于是两国重修旧好。

楚王还命人大批种植吴萸。后来楚国发起了瘟疫。好多百姓上吐下泻，有的还病死了。楚王急忙命朱大夫配药救民。朱大夫以吴萸为主药，救活了许多人。楚王为了表彰朱大夫的功劳，下旨将"吴萸"改为"吴朱萸"。后来，人们为了标明它是一种草，又把"吴朱萸"的"朱"字，写成了"吴茱萸"，也称茱萸。

在临床上，中医常用吴茱萸治疗各种痛证，如胃寒呕吐、呃逆，呕吐，五更泻；妇女下腹部寒冷、痛经、寒湿脚气肿、肠鸣、腹痛等。在《备急千金要方》中记载了吴茱萸汤的药用成分及制作方法。其成分为：吴茱萸6克，防风、桔梗、干姜、甘草、细辛、当归各3克，干地黄9克。将上药加水800毫升，煮至300毫升，沥除药渣，药汤分2次服用。此方有养血、温经、散寒的功效。主治女性下腹寒痛，胸胀痛，心腹刺痛，呕吐食少，泄泻及呼吸短促等病症。

小建中汤——温中补虚，和里缓急

在清代名医汪昂所编写的《汤头歌诀》中有几句形容小建中汤的歌诀："小建中汤芍药多，桂姜甘草大枣和，更加饴糖补中脏，虚劳腹冷服之瘥（病情痊愈的意思），增入黄芪名亦尔（这样），表虚身痛效无过，又有建中十四味，阴斑劳损起沉疴（重病），大全大补加附子，麦夏苁蓉仔细哦。"

从这口诀中可以看出，小建中汤的中药成分是由白芍、桂枝、生姜、大枣和炙甘草组成的；这味汤药的主药为饴糖、白芍，其他的则为辅药；它主治气血虚损，腹痛，腹冷等病症；若在原汤药的基础上增加黄芪，则有益气固表、补气养血的功效，对于治疗各种内伤劳倦、脾虚泄泻、气血虚弱等症效果不会错；十四味建中汤（出自《太平惠民和剂局方》由当归、白芍药、白术、炙甘草、人参、麦冬、川芎、肉桂、附子、肉苁蓉、半夏、炙黄芪、茯苓、熟地黄十四味中药组成）主治因脾肾久虚引起的形体劳损和面部长斑；需要大补的人，可以加些附子，但

吴茱萸汤出自张仲景的《伤寒论》，此方由吴茱萸、人参、生姜、大枣组成，入药有温中补虚、降逆止呕的功效，临床上多用来治疗脾胃虚寒或肝经寒气上逆引起的各种病症。

吴茱萸汤方解

配方

吴茱萸6克，防风、桔梗、干姜、甘草、细辛、当归各3克，干地黄9克。

功效

温中补虚、降逆止呕。

用法

将上药一起研成粗末，加水煎，分两次温服。

主治

脘胸胀痛，心腹刺痛，头痛、疝痛、脚气、痛经、呕吐吞酸、口疮、呕吐食少，泄泻及呼吸短促等病症。

吴茱萸泡脚方

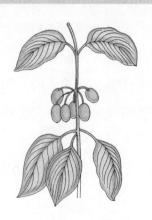

吴茱萸泡脚方

配方：吴茱萸100克，米醋适量。

制法：将吴茱萸煎汤取汁，倒入泡脚盆中，再兑入米醋，先熏蒸，待温度适宜时洗泡双脚，每次30分钟，每晚1次。

功效：温中、散寒、下气、开郁，适用于各种寒证及神经衰弱者。

古人在九月九日重阳节那天，会佩戴插着茱萸的布袋爬山登高，以示对亲朋好友的怀念。

吴茱萸性热，味辛、苦，归肝、胃经。具有散寒止痛，降逆止呕，助阳止泻的功效，主治头痛、疝痛、脚气、痛经、脘腹胀痛、呕吐吞酸、口疮。

是麦冬、半夏和肉苁蓉的量要根据病情仔细把握。

小建中汤名字的由来出自《伤寒论》。它认为："脾胃为后天之本，气血生化之源。体内阳气若不足以温热，气血就会不足，阴阳出现失调。"这个方子所治的病症都是因中焦虚寒，气血化生不足所致的虚症。它有平补阴阳，调和气血，重树中气的作用，所以此方被称之为"小建中汤"。其用法用量为：白芍六两，桂枝三两，炙甘草二两，生姜三两，大枣十二枚，饴糖一升。水煎服。

现代中医在临床上常用此方治疗胃及十二指肠胃疡、再生障碍性贫血、神经衰弱等病症。以腹痛喜按、面色无华、舌淡红、脉沉或虚为诊断要点。现代医学研究发现，此方还有提高免疫力的作用。

补脾养胃还得靠这些五谷

吃好主食有必要

美国游泳名将菲尔普斯每天游泳将近20千米，每周训练要消耗50232千焦（12 000千卡）的能量。他需要的能量，至少是正常人的两倍。在比赛中，他需要在最短的时间内要爆发出惊人的力量。能量来自哪里呢？一次有位女记者采访他，发现他肉吃得少，主食吃得特别多，难怪那么有力气。

主食是我们一天生活能量的主要来源。对于我们的脾胃来说，吃好主食显得尤其重要。

图解展示 小建中汤

小建中汤出自《伤寒论》，有平补阴阳、调和气血、重树中气的作用，所以叫作"小建中汤"。

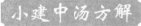

小建中汤方解

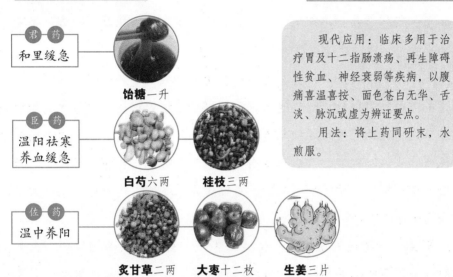

君 药
和里缓急

饴糖 一升

臣 药
温阳祛寒
养血缓急

白芍 六两　　**桂枝** 三两

佐 药
温中养阳

炙甘草 二两　　**大枣** 十二枚　　**生姜** 三片

现代应用及用法

现代应用：临床多用于治疗胃及十二指肠溃疡、再生障碍性贫血、神经衰弱等疾病，以腹痛喜温喜按、面色苍白无华、舌淡、脉沉或虚为辨证要点。

用法：将上药同研末，水煎服。

健康小贴示

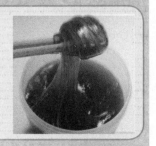

饴糖味甘，性温，归脾、胃、肺经。它有补脾益气，缓急止痛的功效，常用于治疗脾胃气虚，中焦虚寒，食少乏力，脘腹冷痛等病症，多与益气温中养血药同用；它还有润肺止咳的作用，适于肺虚久咳，气短气喘，干咳少痰者，常与止咳药一起使用。

常见的主食有小麦，玉米、大米、小米。这些主食各自都有什么特点呢？多吃这些主食对调养脾胃有什么好处呢？吃它们的时候要注意哪些小细节呢？如何挑选呢？这一章节，我将重点给大家详细介绍。

粳米——养胃气，壮气力的滋补之物

俗话说"秦岭山脉一条线，南吃大米北吃面"。在南方，大米堪称"五谷之长"。有句名话叫"人是铁，饭是钢"，非常形象地形容人与米饭之间的密切关系。米饭作为主食一方面给人体提供所需的养分，另一方面它还发挥着独特的养生保健功效。中医学认为，粳米味甘性平，专归脾，兼入心、肺，有补中益气、温暖脾胃、止烦消渴、止泻、壮筋骨，益肠胃的功效；将粳米煮汁可治心痛，止渴，清热毒，止痢；米粥具有补脾，和胃，清肺功效。米汤有益气，养阴，润燥的功能。

大米不光能健脾和胃，它还有一个重要功效——通血脉。在农村生活过的人都知道稻秆是空心的。中空的稻秆能将养料从根部源源不断地往上输送，说明它的疏通功能很强。中医讲究取类比象，因此认为稻谷进入人体之后，也能够让血脉变得更加通畅。特别是谷糠、谷壳等，疏通能力更为强大。稻谷吃进人体，有助于血脉畅通。历史上，关于大米能通血脉还流传着这样一个故事。

据说，唐朝长安城里有一位太守患了一种怪病，他的双腿一天天地肿大，浑身肌肉酸痛麻木，身体特别沉重、乏力。很多医生都束手无策，后来请来了名医孙思邈诊治。孙思邈发现严太守不太爱吃鱼肉，但对粮食精制程度要求特别高，各种主食要把它反复碾成细面才行。孙思邈认为是血脉不通引起的，所以建议严太守将主食改成粗糙些的大米，并且将一些细谷糠、麦麸皮煎水服用，半月之后这种疑难病竟神奇地康复了，病人精神好转，浮肿全消退了。

粳米的做法很多，如将粳米煮饭吃，或者加一些别的食材熬粥喝，如皮蛋瘦肉粥，猪肝瘦肉，银耳百合粳米粥等，好吃又营养。还可以把它磨成粉，做河粉、肠粉吃，味道也不错。还有将粳米面蒸肉吃，也是不错的选择。总之，吃法多种多样，各有各的滋味，不过若论营养滋补和食疗功效，还是煮粥喝最好。

购买大米要选择颗粒整齐，富有光泽，干燥无米虫，无沙粒和米灰

"人是铁，饭是钢"，大米和我们的生活息息相关，它除了能温饱我们的肚子，还有一定的食疗功效。

粳米健脾胃通血脉

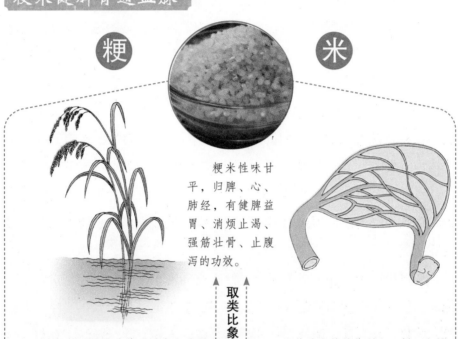

粳米性味甘平，归脾、心、肺经，有健脾益胃、消烦止渴、强筋壮骨、止腹泻的功效。

从根部汲取的营养通过中空的稻秆不断地向上输送，以维持稻谷的生长，与此表明稻秆的疏通能力非常强。

人体的血管就像稻秆一样，也是中空的。中医向来讲究取类比象，所以认为稻谷有畅通血脉的功效。

取类比象

 健脾养胃

 畅通血脉

取类比象

粳米有健脾养胃的功效，其汁有止渴、清热毒、止痢的功效，可治心痛；米汤能益气、养阴、润燥；米粥有补脾、和胃、清肺的作用。

血管是运输血液的通道，常吃粳米有助于保持血脉畅通。血脉不通的人易出现身体肿胀、酸痛，严重时会出现血管阻塞。特别是人随着年龄的增长，出现血管易硬化的概率也随之增加，经常吃些粳米可帮助改善此状况。

的大米。质量差的大米，颜色发暗，碎米多且米灰重，摸着有潮湿感，闻着有股霉味，不要买。大米宜储放在干燥，密封的容器内，并放在阴凉通风处。新米和旧米不要混在一起，先吃完旧米再吃新米，以免旧米发霉虫蛀。

小麦——养脾护心的天然营养佳品

小麦是北方人民的主食，也是历来中医养生推崇的滋养佳品，《本草拾遗》中就有"小麦面，补虚，实入体肤，厚肠胃，强气力"的说法。因为它营养丰富，被养生学家们称之为养脾护心的"天然宝库"。

小麦不仅能当主食吃，还经常被当作药材使用。中医学认为，小麦性微寒，味甘，无毒，归脾、肺、心经。《黄帝内经·素问》有"肺色白，宜食苦，麦、羊肉、杏、薤皆苦"的记载。多食小麦不仅润肺，它还有健脾养胃、宁心祛燥、祛热止渴的功效。合理食用，可治脾虚泄泻、精神烦躁不安、烦热消渴、妇女脏躁、咽喉干燥，小便不利等诸多病症。

中医按药性将小麦分为两类，浮小麦和淮小麦。浮小麦是指颗粒不饱满，放入手中能漂浮起来的小麦。据《本草纲目》记载："浮小麦益气，除热，止自汗、盗汗。性凉，味甘咸，入心、脾、肾经。有益气养阴之功效。"由于它药性较平和，中医常将它用来益气、除热、止汗。淮小麦是指产自江淮地区的小麦，有静心养神的功效，主治精神恍惚、神志不宁，失眠多梦等症。更年期的女性，多吃一些小麦制品，可宁神、养神，对睡眠也好。

将小麦磨成面粉，擀面条、包饺子、蒸包子、烙饼等都非常好吃。脾胃虚弱的人，多吃点儿面食十分有益。面粉可补虚养气，使人肌肉结实增强气力，对肠胃功能的恢复十分有益。如果将它和水调服，还可以治疗中暑、肺热。拿它敷在痈疮伤处，可以散血止痛。麦麸，也就是麦皮和醋一起炒，可治热疮、汤火疮溃烂、跌伤折伤，用它蒸熨手脚还能治疗风湿痹痛，寒湿脚气。

小麦自古就是滋养人体的重要食物，因其营养丰富而被营养学专家誉为"人类天然的营养宝库"。

小麦的食疗功效

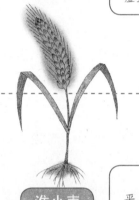

小麦

浮小麦

浮小麦较干瘪，在水上能浮起来。性温，用于补虚敛汗。中医常用浮小麦治疗阳虚盗汗、阴虚盗汗等症状。

小麦味甘、性微寒，归脾、肺、心经。它还有健脾养胃、宁心祛燥、润肺生津的功效，可治脾虚泄泻、烦躁不安、心热消渴、咽喉干燥、妇女脏躁、小便不利等诸多病症。

淮小麦

淮小麦主要产于江淮地区，味甘，性平，主治心神不宁、精神恍惚、心悸怔忡、失眠多梦。

健康小贴示

小麦苗汁的保健功用

提精神：1千克新鲜的小麦苗汁的营养价值相当于2千克绿色蔬菜。在空腹状态下，它可以20分钟内直接吸收进入血管。

补充营养：小麦苗汁可直接饮用。它富含人体所需的维生素和矿物质。除此，还含有一种30种酶的完全蛋白，还有大约70%的天然叶绿素。

构建身体：小麦苗汁中的叶绿素能够破坏有毒的二氧化碳的分子结构从而释放当中（自由氧）氧气。这种抑制和释放自由氧的作用可以降低厌氧细菌的活动能力（厌氧细菌就是一种致病微生物）。小麦草汁在摄取后可以快速产生红细胞，还可以降低高血压，刺激健康的组织细胞再生。

清洁身体：所含的叶绿素可以保护人们不受致癌物质影响。它强化细胞，为肝和血液解毒，中和血液中由环境吸收的化学污染物质。叶绿素可以刺激和更新肝（最重要的解毒器官）的解毒作用。

治疗疾病：强大的酶系统可帮助溶解肿瘤。小麦苗汁也可以用来作为外敷药或者洗涤液，刺激健康新细胞再生，消除感染。

小麦选择以粒大饱满者为好。民间自古有"麦吃陈，米吃新"的说法，所以储存时间长的面粉品质比存放时间短的要好一些。小麦收获时正值夏天，保存前要注意将其充分干燥，趁热入仓，利用粮温较高，后熟期生理活动旺盛的特点加薄膜密封，使麦堆达到自然缺氧状态，这样做可以有效抑制害虫的危害。对于隔年陈麦，宜采用辅助降氧或充二氧化碳或氮气等办法进行防治害虫的储藏。

玉米——调中开胃，健脾利湿的"珍珠米"

《黄帝内经》记载："……五谷为养，五果为助，五畜为益，五菜为充，气味合而服之，以补精益气。"其中五谷指的是粳米、小豆、麦、大豆、黄黍。黄黍就是我们所说的玉米。玉米俗称"棒子""苞谷"，北方人喜欢拿它当主食。古往今来，玉米可以说是很大众化的食品，上至王侯将相，下至黎民百姓，都极其爱吃。

据清史记载：当年，八国联军进攻北京，慈禧太后带着光绪帝仓皇出逃，当日夜宿在京郊西贯市村内。由于一路颠簸、水米未进，慈禧和光绪此时已经身心疲惫，饥肠辘辘。村民为他们奉上熟窝头。慈禧问这是什么？侍从说："珍珠米窝窝头"，其实就是玉米窝窝头。慈禧吃完后，觉得特别香，问这是什么做的，李莲英回答说是棒子做的。太后说："这么好吃的东西，为什么叫棒子，太难听了，改名叫'御米'吧"。从此棒子就叫"御米"，后来又出于书写方便，又改为"玉米"。

其实，它不光能填饱肚子，还有很高的保健价值。玉米性平味甘，有开胃健脾、除湿利尿、止血降压、平肝利胆的作用。主治小便不利、腹泻、消化不良、水肿、黄疸、胆囊炎、胆结石、糖尿病、高血压等病症。《本草纲目》也认为玉米有"调中开胃"的功效。胃口不好的人，喝点儿玉米粥非常养胃。玉米须可千万不能丢掉了，它可是一味很好的降压利尿药。用玉米须拿来煮水趁热喝，早、晚各1次，对高血压、糖尿病、小便不利、肾炎水肿等有很好的辅助治疗作用。

玉米性平味甘，有开胃健脾、除湿利尿、止血降压、平肝利胆的作用。《本草纲目》也认为玉米有"调中开胃"的功效。

玉米的食疗功效

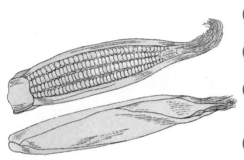

属性 性平，味甘。

功效 开胃温中、补中益气。

存放 阴凉、干燥处。

挑选 色泽金黄，颗粒饱满，无虫蛀，干燥无霉变者为佳。

玉米药膳

食材：玉米面、粳米、白糖。

做法：将适量玉米与粳米一同煮粥，粥熟后加白糖或盐调味食用即可。

攻效：调中开胃、宁心和血，适合冠心病，高血压，高脂血症，心肌梗死，动脉硬化等心血管疾病及癌症患者常食用，对病情控制有帮助。

- - - - - - - - - - - - - - - - - - - -

食材：玉米须6克，玉米30粒，蝉衣3个，蛇蜕1条。

做法：将以上药材一起加水煎服，每日1剂，30天为一个疗程。

功效：补肾利尿、去肿止痛，适用于慢性顽固性肾炎患者食用。

糖尿病病人及肥胖人群的好食膳

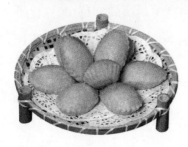

玉米窝窝头富含人体必需的多种蛋白质、不饱和脂肪酸、氨基酸、碳水化合物、粗纤维和多种微量元素、矿物质，常吃有调理胃肠，改善消化功能的作用，是现代人群首选健康食品之一。而且它还具有低脂、低糖的特点，特别适合糖尿病病人及肥胖人群。

玉米有很多种吃法，如将嫩玉米用水煮熟后，啃着吃；将熟玉米放炭上烤着吃；玉米面加点儿大米或者小米熬粥喝等。熬玉米粥时，教你一个小窍门，记得加一小匙小苏打，可将玉米中的结合型维生素 B_5 分离出来，利于人体吸收。另外，玉米还能拿来做菜，如松仁玉米就是道名菜。

购买玉米宜选择色泽金黄、饱满，没有虫眼，较干燥无霉变的玉米。发霉的玉米已变质了，不能吃。储存新鲜玉米要注意，剥去外表后，要保留最里面的两三层皮，不必择去玉米须，不要清洗，直接装入保鲜袋中，放入冰箱冷藏室里即可。如果想要保存较长时间，也可以放在冷冻室里。想吃的时候，把玉米从冰箱里拿出，用清水洗净，放入锅中，加水没过玉米，大火煮开后，继续煮8～10分钟就可以了。

小米——补养脾胃的"代参汤"

小米，有些人也称之为粟米。我们常用"沧海一粟"来形容事物极度渺小和平凡。就因为小米个头极小，又太平凡，以至于在日常生活，很多人都忽视了它的食疗价值。中医学认为，它味甘，性咸，有健脾除湿、清热解渴的功效。用小米熬粥营养很丰富，有"代参汤"的美誉。我国北方许多妇女在生育后，都有用小米加红糖来调养身体的传统。

《黄帝内经》提倡"五谷为养"，稷是五谷之一。在古代小米被称之为"稷"，与江山社稷的"稷"是同一个字。社稷代指国家。"社"是古时的一种祭祀祖先的礼仪。"社稷"呢，就是指用小米，即最好的食物来供奉祖先。可见小米在古人心目中的地位是很高的。

小米加工过程很简单，所以它保存了许多维生素和无机盐，营养流失也很少。它含有的维生素 B_1 的含量是所有粮食中最高的，每100克含量达0.12毫克，是大米的好几倍。它还含有多种维生素、蛋白质、脂肪、糖类及钙、磷、铁等人体所必需的营养物质。另外，小米中色氨酸含量在所有谷类中是最高的，色氨酸有什么用呢？它能调节睡眠。所以中医学认为，小米除了能清热解渴、健胃除湿，还有和胃安眠的功效。睡前

图解展示 小米

　　小米营养十分丰富，堪称产妇和老弱患者的"代参汤"，常吃小米有健脾和胃、补益虚损、和中益肾、清热解毒的功效，是补脾养胃之佳品。

小米的特性和功效

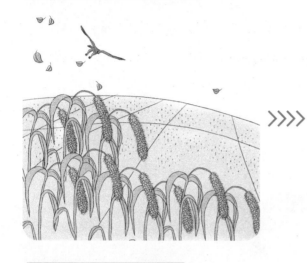

>>>>　小米性咸、味甘，归脾、胃、肾经。有健胃除湿、清热解毒、助安眠功效。女性生完孩子，大多要喝小米粥，这是因为它有极好的补益作用。

小米粥油治腹泻

　　在熬小米粥时，千万不要把上面的那层浮油去掉，这层粥油可是小米营养的精华所在，它有健脾益气的作用，特别适于脾胃生发能力差，经常腹泻的小孩喝，腹泻很快就能好。

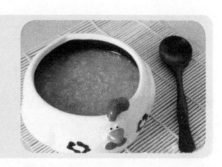

健康小贴示

如何来鉴别小米的质量好坏

　　一看色泽：品质好的小米色泽均匀，颜色黄色，富有光泽；经染色的小米，色黄无光泽。二闻气味：经过染色的小米，带有一股染色素的气味；未染色的小米带有淡淡的清香。三用水洗：新鲜小米，用温水清洗时，水色不黄；染色后的小米，用温水清洗时，水色显黄。

喝点儿小米粥，能让人快速进入睡眠状态。

我们把小米当饭吃的时候，要选择新鲜的小米，就像新鲜的蔬菜一样，它含有的营养成分丰富一些，口感也较之陈小米更好。陈年的小米营养成分已大大减少，但它有健脾和胃、益中补肾、清热解毒的功效，比较适合脾胃虚弱的人食用。将陈小米拿来煮粥喝，脾胃虚热、恶心反胃、消渴，腹泻的人吃它可以缓解和治疗以上症状。

有一点要注意，熬小米粥的时候千万不要把飘浮在上面的一层浮油撇掉，那可是小米营养的精华所在，它有健脾益气的作用。小孩脾胃都比较脆弱，经常会吃坏食物而拉肚子，这时给他喝点儿小米粥油，很快就能止泻。

巧食果蔬养脾胃

生活中，好多蔬菜和水果都可以用来健脾胃。比方说，山药就是健脾护肾的"仙丹"；山楂酸甜可口是开胃益寿的"长寿果"；莲藕是滋阴养胃的灵根；龙眼是健脾安神的"果中神品"。

山药——健脾护肾的"仙丹"

山药看起来貌不惊人，长长的圆柱状，土褐色的外皮，肉色乳白，吃的时候口感有些发黏。但就是这么个不起眼的食物，食疗功效特别好。山药，味甘，性平，归脾、肺、肾经。它有补脾养胃，生津益肺，补肾固精的作用。生山药有补阴的作用。生吃，有补脾养胃、生津利肺，补肾固精的功效，用于脾虚食欲缺乏，肺虚咳喘，肾虚遗精、带

图解展示 山药

山药具有补脾养胃、补肺益肾的功效，堪称养脾护肾的一大法宝，它对肺虚咳喘、脾虚久泻、慢性肠胃炎、糖尿病、遗精、带下等症都有很好的食疗功效。

山药的食疗功效

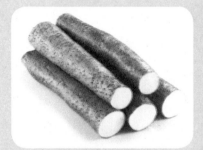

生山药可用于治疗脾虚不思饮食，肺虚咳喘，肾虚遗精、带下，尿频等病症。

炒山药除了健脾养胃，还有止泻的作用。多用于脾虚食少，泄泻便溏等病症。

山药性平味甘，有健脾胃、益肾精、补肺气的功效，经常吃它，能让人耳聪目明，身体强健。

山药黏液含有丰富的露聚糖和黏蛋白，食用之后易产生饱腹感，有利于控制食量。此外，它还有改善糖代谢、提高胰岛素敏感性的作用，非常适合糖尿病患者食用。

山药食疗妙方

山药饼

食材：山药、鸡蛋、糯米粉、澄面、面包糠、淀粉。

做法：①将新鲜山药去皮洗净后上锅蒸12分钟，取出压成山药泥。②鸡蛋打成蛋液，用热水将澄面烫熟。③在山药泥中加入澄面、糯米粉和成面团，然后分别做成圆形小饼状。④将做好的山药饼依次蘸干面粉、鸡蛋液，面包糠，下入油锅中炸至金黄色即可。

山药炖牛腩

食材：山药、牛腩。

调料：剁辣椒、葱、姜、八角、料酒、糖、味精、食盐、鸡精。

做法：①牛腩切小块焯水去浮沫，山药洗净去皮切块。②锅中放少许油，煸葱姜块和八角，下牛腩翻炒后，加料酒、水，放入高压锅中煮20分钟取出。③锅中放油，倒入牛腩，再加入山药、糖、剁辣椒、味精、食盐、鸡精调味，一同炖至软烂入味即可。

下，尿频等病症；炒山药有健脾止泻的作用。炒山药多用于脾虚食少，泄泻便溏等病症。

山药的取名还有一段由来。它原名不叫山药，而叫薯蓣。为什么"改名换姓"了呢？《本草纲目》里做了详细的解释。原来古代百姓取名都要避开皇帝的名字和年号，就连食物名也不例外。在唐代的时候，唐代宗叫李豫，为避讳薯蓣改成了薯药。到了宋朝，又因为宋英宗叫赵曙，为避讳而改为山药。

《寿世保元》里记载，山药具有补中益气，长肌肉的作用，经常食用，能让人目聪耳明。《本草纲目》也认为，山药有益肾气，健脾胃，止泻痢，化痰涎的功效。因此人们称山药为健脾护肾的"仙丹"。山药属于较温和的滋补食物，尤其适用于产妇、老人和大病初愈的人。它还有增强人体免疫力，益心安神，宁咳定喘，延缓衰老等保健作用。除了以上这些，山药还是不错的养颜药方。元代研究脾胃的医家李杲建议我们"治皮肤干燥以此物润之。"李时珍也认为："山药能润皮毛。"注重容貌的人，特别是爱美的女士们，多吃山药，能让皮肤水润，细腻又光滑。山药去皮后，表面光滑，有黏液。不要小看了这些黏液，山药里最富营养的就属它了。这种黏液的主要成分是甘露聚糖和黏蛋白。甘露聚糖是一种能溶于水的半纤维素，吃进胃里容易使人产生饱腹感，有助于控制食量，它还能改善糖代谢，增加胰岛素敏感性，糖尿病病人经常食用，可起到辅助治疗的作用；黏蛋白有降低血液胆固醇，预防心血管系统脂质沉积，避免动脉硬化的作用，老年人经常吃它，对身体健康十分有益。

少数人接触山药容易产生过敏反应，这是因为，山药皮含有皂角素，黏液中含有植物碱。所以在处理山药的时候，手不要乱摸，否则抓哪哪痒。切好了，手多清洗几遍。过敏体质的人最好是戴个手套，避免直接接触。切山药的时候，为避免滑刀伤手，可将新鲜的山药去皮后，放入水中，加少许的醋清洗。切好的山药为避免氧化发黑，可将它放入水中，加少许盐浸泡，炒的时候，将它捞出，沥干水分即可。除了生炒，山药煲汤、熬粥喝也是不错的选择。

山楂——酸甜可口的开胃果

说起山楂，很多人自然就想起了山楂做的冰糖葫芦。以前经常有小贩拿着个大草棒子上面扎着很多串冰糖葫芦，走街串巷，沿街叫卖。男女老少都爱吃它，尤其是小孩子们，更是垂涎欲滴。那时候，还十分流行一首歌叫《冰糖葫芦歌》，可见它的受欢迎程度。如今，卖冰糖葫芦的小贩已很少见了，可山楂并没有退出我们的视野。小商店里，大超市里到处可见山楂做成的食品，比如说山楂片、山楂糕、山楂蜜饯等。

山楂不仅好吃，它还是一味不错的中药呢。它性微温、味甘、酸，归脾、胃、肝经。有健脾消食，活血化瘀的功效。历代中医利用它能健脾胃，消积食的作用，将它用来治疗消化不良，特别是因过食油腻所引起的消化不良，腹痛、腹胀等病症。而近代医学研究也发现，经常吃一些山楂，胃中的酶类物质会增多，有助于消化。不想吃饭，肚子胀不消化的时候，不妨来两颗，既解馋，又开胃。山楂还是脂肪的克星，它所含的脂肪酶能促进脂肪食物的消化，对减肥很有帮助。而且，它还能用来烹制美食，比如说，在炖肉的时候放几片山楂，肉更容易熟，更利于消化。

古时候称产后腹痛为"儿枕痛"。"儿枕痛"的女性多吃山楂，对于缓解产后腹痛，恢复体力很管用。年轻人吃它，既能增加气力，还能预防长痘疮。将山楂蒸熟后，捣烂，做成山楂饼给小孩吃，可以预防和治疗小儿疳积，消化不良。有慢性萎缩性胃炎的人，胃酸比较少，容易腹胀，而山楂有促进胃酸分泌的作用，对缓解腹胀感很有帮助。对于老年人来说，山楂不仅是开胃果，更是延年益寿的"长寿果"，它可以保持骨血中钙的平衡，还有助于预防动脉血管易粥样化，经常吃几颗，对身体特别好。

最后，教大家用山楂做一道美食——山楂炖猪肚。首先准备山楂20克，洗净切片，猪肚500克洗净切段，料酒、葱、姜、食盐、胡椒粉各适

图解展示 山楂

山楂又称胭脂果、红果、山里红等，是常见的中药之一，也是人们熟悉的消食健胃食品。它具有强心、降血脂、降血压和祛火的功效，女性常吃，不仅开胃还能瘦身。

山楂的食疗功效

属性 山楂味酸、甘，性微温。

功效 开胃消食、化滞消积、活血散瘀、化痰行气。

主治 腹胀腹痛、消化不良、腹泻、痛经、闭经等，对高血压、冠心病及高脂血症也有很好的食疗功效。

①儿童不宜多吃山楂。儿童正处于牙齿更替时期，长时间贪食山楂，对牙齿生长不利。②孕妇要少吃山楂。山楂可加速子宫收缩，导致早产。③胃溃疡病人空腹不能吃山楂。山楂含果酸较多，空腹食用可加重溃疡。

山楂好食膳

治疗脾虚积滞，高血压，高脂血症

食材：山楂50克，猪瘦肉1000克。生姜、花椒、葱、料酒、酱油、麻油、味精、白糖各适量。

做法：①将山楂洗净切块备用，猪瘦肉煮至六成熟捞出切块。②用生姜、花椒、葱、料酒、酱油等调料与肉块拌匀，腌1小时。③将腌好的肉投入油锅，炸至微黄色时放入生山楂同炒，放麻油、味精、白糖调味即可食用。

功效：滋阴润燥，化食消积。

治疗月经失调和痛经

食材：山楂50克，红花3克，青鱼1000克，花生油1000毫升，红糖30克，白糖、食盐、麻油、淀粉、姜、葱各适量。

做法：①将山楂、红花、红糖煎汁备用。②青鱼洗净，用水将淀粉搅匀，抹在鱼的两边。③油烧至八成熟，将鱼入油锅中炸至金黄色，捞出装盘备用。④取50毫升麻油放入锅中烧熟，放入山楂汁，加适量醋、糖、食盐、淀粉，勾成稀芡，加少许姜、葱末出锅，浇在鱼上，即可食用。

功效：活血化瘀，散寒止痛。

量。将猪肚、山楂、葱、姜、料酒一同放进砂锅中，加水适量；大火烧开，撇去浮沫，加食盐适量，用文火煮1小时，再撒少许胡椒粉即可。这道菜可补中益气，补脾健胃，又能消食化积。食欲缺乏，消化不良的人可以经常食用。

莲藕——养胃滋阴的灵根

莲藕在诗人眼中是志向高洁之物，所以才有"予独爱莲之出淤泥而不染，濯清涟而不妖，中通外直，不蔓不枝，香远益清，亭亭净植，可远观而不可亵玩焉"溢美之词。盛开的莲花让人心旷神怡，莲藕做成美味也让人大快朵颐。莲藕不仅可做成好吃的菜肴，它还有很多食疗功效。

莲藕可谓是全身上下都是宝，像莲藕、莲子、莲叶，到莲花、莲梗、莲须、莲子心、莲蓬等都可食用或入药。先说莲藕，有养胃消食，滋阴除燥，养血安神、宁神补血、清肝润肺的功效，被誉为养胃滋阴的"灵根"。将鲜莲藕榨汁饮用，可以清肝热、润肺、凉血止血。如果将莲藕汁和新鲜雪梨汁混合饮用，治热咳效果很好。将莲藕拿来炖鱼、炖猪脚汤等，有健脾滋补功效，能益气补血，特别适用于脾虚泄泻的人饮用。荷叶用于饮食可增加食物的清香，比如说将新鲜莲叶煮汤或者包饭，有阵阵幽远的清香，在盛夏用荷叶泡茶喝，有清肝热、消暑湿、润肠通便的作用。

莲花可以美容。据说古代爱美的女性都爱采摘一些莲花和鲜桃花，外用沐浴、洗脸，内用煎汤，可美白。莲子有健脾安神、固肾固精的功效。适用于大人或小孩脾虚泄泻，心慌不安，小儿夜尿者。莲子中间的莲心，味虽苦，但能降火。莲子煮粥喝，能滋阴养颜，对女性健康有好处。就连莲须也是很好的中药。它可固肾、补而不燥，主治慢性肾炎、夜尿、妇女带下、子宫虚寒及阴道炎等病症。

藕结有止血散瘀的功效，适用于各种出血之证，特别是对吐血、咯血等出血病证效果显著。在宋代赵潜的《养病漫笔》和《本草纲目》中，记述了一个用藕节治病的故事：话说南宋皇帝赵构在临安建都之后，他的儿子患了血痢，久治不愈。有一次高宗看见一小药铺，进去将儿子的病情告诉了大夫。大夫告诉他，此病是因贪吃了湖蟹所致，只需用新采藕节捣烂，热酒服下，几次就能痊愈。高宗回去后，照大夫的话做了，儿子的病果然很快就好了。

秋季是藕采摘的季节，民间有"新采莲藕胜太医"的说法，趁着新鲜的莲藕大量上市的时候，适当多吃些，或者多买一些将它做成藕粉也不错。淡淡的藕香味不仅开胃，还特别有营养。藕粉富含丰富的碳水化合物、蛋白质、维生素C、膳食纤维和各种矿物质。用开水冲服，或者喝粥的时候加点儿，既开胃又营养。女性产后虽说忌生冷，但藕可以吃，有很好的消瘀的作用。老年人以及脾胃虚弱的人，不宜生吃藕，生藕性寒，最好把它加工熟了再吃。熟藕性温，清热消瘀的功效不及生藕强，但其滋阴养胃，补血止泻的功效很好。

龙眼——健脾安神的"果中神品"

龙眼就是我们俗称的新鲜桂圆，因为它外表圆黑光泽，种脐突起呈白色，看起来就好像传说中"龙"的眼睛，所以叫龙眼。《本草纲目》中说："食品以荔枝为贵，而资益则龙眼为良"，意思是说，若论吃的口感，荔枝比桂圆要好，但若论滋补效果，则龙眼更胜一筹。民间早有"东北的人参，南方的桂圆"这一说法，将桂圆与人参相提并论，可见桂圆滋补功效之强。清代诗人王士禛称之为"果中神品"。

关于龙眼名字的由来，民间一直流传着一个故事。据说，很早以前，在福建一带，有条恶龙，每到八月海水涨潮时，就出来兴风作浪，百姓特别害怕只好躲起来。当地有一个少年叫桂圆，武艺高强，他决定为民除害。他事先准备好用酒浸泡过的猪羊肉放在海边，恶龙上岸后，吃完就醉倒了。桂圆趁机举起钢刀，刺中龙的左眼，恶龙痛得来回翻滚，想极力摆脱桂圆。这时桂圆用钢刀又刺向恶龙的右眼，恶龙的双眼失去，痛得嗷嗷大叫。经过一番殊死搏斗，恶龙流血过多死去，而桂圆也因为伤势过重，死了。后来在这个地方长出了一种果实，人们把它称

莲藕不仅有营养，而且药用价值也相当高，有消食、止渴、生津的功效，常吃藕可清热除烦、祛火凉血。藕粉易消化、吸收，更是年老、体弱多病者上好的滋补佳品。

莲藕的药用价值

花有美容养颜的功效，古代女子常用来沐浴、洗脸。

莲须补而不燥，可固肾，主治慢性肾炎、夜尿、妇女带下、子宫虚寒及阴道炎等病症。

藕结可止血散瘀，适用于吐血、咯血等各种出血病症。

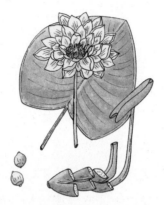

莲子可健脾安神、固肾固精，适用于大人或小孩脾虚泄泻。莲子心还能降火。

莲叶有清肝热、消暑湿、润肠通便的作用，常用来泡茶和做菜。

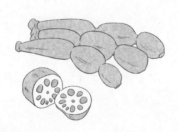

莲藕可谓是滋阴养胃的"灵根"，有滋阴除燥，养胃消食，养血宁神、清肝润肺的功效。

美味私房菜莲藕

卤肉炒藕片

食材：藕500克，肥瘦相间卤猪肉100克，生米粉50克。油、生米粉、姜末、葱花、胡椒粉、精盐、酱油、醋、芝麻油各适量。

做法：①将莲藕去皮洗净，切成块状。②卤猪肉切成小丁。③将藕、肉拌匀入入碗中中，加入备好的油、生米粉、姜末、葱花、胡椒粉、精盐一起拌匀，上蒸笼大火蒸25分钟，翻扣入盘里。④将备好的酱油、醋、芝麻油调成味汁，淋入藕内。

之为"龙眼"，也叫"桂圆"。

中医学认为，龙眼味甘、性热，归心、脾经。有健脾止泻，养血安神、利尿消肿等功效，用于治疗各种气血不足、心悸怔忡、血虚萎黄、神经衰弱、健忘失眠等病症，是传统的名贵滋补药品。龙眼含有丰富的单糖，可直接被人体吸收。年老体弱，久病体虚，贫血的人特别适用。它富含铁及维生素B$_2$，有助于减轻子宫收缩及宫体下垂感，对治疗产后体虚无力、贫血很有益，是产后恢复体力的绝佳滋补食品。据现代营养学研究发现，新鲜的龙眼还有保护血管、防止血管硬化和脆化的作用，特别适用于老年人。

龙眼营养丰富，是珍贵的滋养强化剂。它不但可以鲜吃，也可加工成桂圆干肉，还能制成罐头、酒、膏、酱等。有一点需要提醒大家注意，适当吃些对人体好，但也不能吃太多。

特别是桂圆，它属热性，年轻女性食用过多，容易引起上火而出现口干舌燥、口腔溃疡、口唇周围长疙瘩，甚至流鼻血。老年人吃多了，易引起口臭，便秘。建议大家吃龙眼或桂圆的时候，喝点儿菊花茶，既可以补气血，又能清热泻火，对改善和避免上火十分有好处。龙眼有很强的滋补效果，但不适于每个人，只有那些身体虚劳羸瘦、惊悸怔忡、失眠健忘及产后气虚浮肿的人，吃了它效果才明显。《本草汇言》里还提到了一些禁忌，它说龙眼性"甘温而润，恐有滞气，如胃热有痰有血者，又非所宜"。意思就是说，消化不好，胃胀满，风寒感冒，痰湿，咯血的人不宜吃，以免产生不良反应，有损健康。

大枣——补血安神的天然补品

自古民间就流传着"一天吃仨枣，胜过灵芝草""日食三个枣，一辈子不显老"的说法，虽然有些夸张，但经常吃大枣确实有美容养颜的功效。中医学认为，大枣味甘，性温，归脾、胃经，有养血安神，健脾和胃的功效。适用于贫血烦躁、食欲缺乏、面黄肌瘦、倦怠无力、失眠健忘、食少便溏等症。

龙眼

龙眼具有补心益脾、养血安神之效，是传统的名贵滋补食品。现代研究发现，它还具有抗癌、延缓衰老的作用，但由于其性大热，可适量吃不宜多食。

龙眼的食疗功效

属性 味甘，性温。

功效 补益心脾，养血安神。

主治 心脾虚损，气血不足引起的失眠、健忘、惊悸、怔忡、眩晕等。

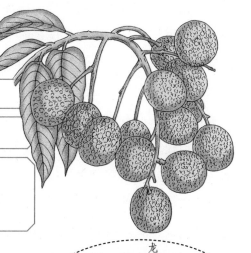

龙眼肉含有丰富的葡萄糖、维生素、蔗糖等天然的营养成分，既可以鲜吃，也可以做成龙眼干，口感好，香甜，煮粥的时候放几颗可使粥变得香甜可口。

私家厨房——龙眼

龙眼药粥

食材：龙眼肉15克，大枣10克，粳米60克。

做法：将龙眼肉与粳米放入锅中，加入适量水，先以武火煮开，加入大枣，再移文火上煮成粥。

用法：每天早、晚食用，用量不宜过大。

疗效：此药粥具有补血安神、养心健脾、增强记忆力，强健体质的作用，适用于心悸、失眠、健忘、贫血等。

注意事项：患有风寒感冒，恶寒发热，或舌苔厚腻者忌用；一次不能食用过多，否则易引起腹胀气滞。

健康小贴示

龙眼饮食宜忌

1.挑选龙眼要注意剥开时果肉应透明无薄膜，无汁液溢出，蒂部没有沾水。

2.妇女怀孕后，大都阴血偏虚，阴虚则生内热。龙眼性热，所以孕妇应慎食。

3.龙眼助包心火，故火气大、有炎症者忌食。

4.龙眼多吃容易滞气，肺热有黏痰者不宜食用。

大枣又有"中原小人参"之美誉，常吃可补五脏、养脾胃、润心肺，治肾损。年轻人，特别是爱美的女性吃它可益气安神，美容养颜；老年人吃它开胃健脾，延年益寿，降压补血。大枣可谓是老少皆宜，馈赠亲友的最佳礼品。

经常吃大枣，可以抗衰老。据说光绪四年，湖北巡抚潘尉上任时已经六十多岁了，可它看起来像是四十来岁的人。有人怀疑他是练了什么神奇的内功所致。潘尉于是将他的方法告之众人：将大枣、苍术、黑芝麻和茯苓四味中药材一起研成末，加入米饭中蒸熟至锅巴状，每天早上起来吃，从来没有间断过，所以平日没得过什么疾病，脸色看起来也很红润，年轻。

大枣的功效很多，是"能陪茶酒能陪药，也伴糕汤也伴糖"，可谓是身兼数职，十项全能。若将它泡大茶或酒水中，可以滋润气血，提高免疫力。女性有躁郁症，哭泣不安，心神不宁等症状的，用大枣泡茶，有养血安神，疏肝解郁的功效。大枣还可当作药引，调和百药，缓和药性，甚至解药毒。在药性剧烈的药方适量加些大枣，可以减少烈性药的副作用。

大枣还经常被搬上餐桌。河北有道有名的菜叫"笑口常开"，就是用大枣、糯米加白糖做成的。将枣用温水泡发，去核儿，然后用糯米饭填实，上锅蒸熟后拔丝或浇汁。端上桌来，一个个看起来枣红如唇，米白似齿，就像开口笑的娃娃，所以取名"笑口常开"。大枣还有很多种吃法，像糖浸的蜜枣、酒闷的醉枣、去核烘干的脆枣，还有蒸的枣糕、枣卷子、枣馒头、枣粽子、枣泥月饼等。

"生梨和生枣，多吃胃不好"，生枣不能多吃，多吃伤胃。一般来说，鲜枣洗净可直接食用，干大枣则最要先用开水煮沸杀菌后再吃。腐烂的干枣不要吃，也不要拿它作馅，因为里面含有毒物质甲酸、甲醛等，可引起中毒反应。中医还认为，不宜将大枣和鱼、葱一起食用，易伤五脏，而引起腰腹不适。

大枣是"五果"之一，民间素有"一日吃三枣，终身不显老"的说法，常吃它不但可以补血养颜，还能抗衰老。

大枣的养生功效

年轻人吃它，可益气安神，开胃健脾。

老年人吃它，可补气养血，益寿延年。

女性常吃它，可静心除躁，美容养颜。

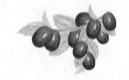

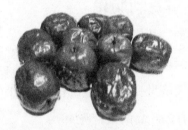

泡酒 泡茶 入药

大枣味甘、性平，有开胃健脾、安神补血、益智健脑、养颜益寿的功效。主治：食欲缺乏、面黄肌瘦、贫血烦躁、倦怠乏力、食少便溏、失眠健忘等病症。

大枣食疗方

大枣黑木耳汤

食材：黑木耳20克，大枣20枚，冰糖适量。

做法：黑木耳用温水泡发，洗净，放入碗中，加大枣、适量水和冰糖，再将碗放置蒸锅中蒸1小时左右。

用法：吃木耳、大枣，喝汤。早、晚各1次。

作用：清热补血。适用于贫血。

百合大枣粥

食材：江米30克，百合9克，大枣10枚，白糖适量。

做法：①百合用开水泡发，以去掉部分苦味。②江米淘净，和百合、大枣用文火熬成粥，加白糖适量即成。

功效：此粥有养心补血安神的功效，适用于有更年期综合征的女性。

6

豆类吃出好脾胃

绿豆——济世良谷，清热解毒利肠胃

绿豆清热解毒的本事是众所周知的，特别是夏天，更是它大显身手的好时机。在烈日当头之时，喝上一碗清凉的绿豆汤，丝丝凉意立马涌上心头，何其快哉！名医李时珍称赞它为"济世良谷"，评价不可谓不高。那绿豆到底有什么"旷世才能"，能享有如此高的荣誉呢？

中医学认为，绿豆性味甘寒，归心、胃经，具有清热解毒、消暑利尿之功效。《本草纲目》将绿豆的功能进行了全面的阐述，它是这样说的："用绿豆煮食，可消肿下气、清热解毒、消暑解渴、调和五脏、安精神、补元气、滋润皮肤；绿豆粉解诸毒、治疮肿、疗烫伤；绿豆皮解热毒、退目翳；绿豆芽可解毒。"绿豆可谓全身皆是宝，既可以食用，还有药疗的作用，双管齐下。

我们都知道绿豆汤有清暑益气，清热解毒的作用，但你们知道怎么吃才能将它的功能发挥到最大吗？跟大家分享一个生活小常识，如果你正好上火了，口舌生疮，喉咙肿痛，煮绿豆汤就要注意，不要等绿豆完全煮烂，只需盖锅煮3分钟，当汤色还是黄绿澄清时候，将绿豆水舀出来直接喝掉，或者加点儿冰糖喝。为什么要这样做呢？因为这时的绿豆水含有大量的多酚类物质，清热解毒作用最强。熟烂的绿豆汤功效跟绿豆水不同，它的作用是健脾祛湿。我们知道，脾与胃相表里，脾属阴喜燥恶湿；胃属阳，喜润恶燥。肥腻的食物吃多了，身体里就会蓄积过多的热，这时候喝点儿煮烂的绿豆汤，可以降胃火，滋脾护胃。其实食用绿

炎炎夏日，人们往往会选择喝绿豆汤或者绿豆粥来解暑。其实，它不光能解暑热，还有很强的食疗功效，比如说清解、解毒和利尿。

绿豆的食疗功效

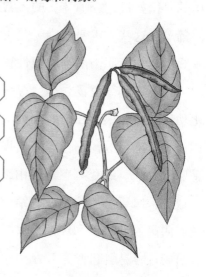

属性　味甘，性凉。

功效　清热、解暑、利尿。

主治　暑热烦渴、疮毒痈肿等症。

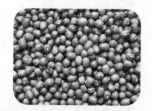

绿豆食疗方

绿豆银花汤

食材：绿豆100克，金银花30克。

做法：将绿豆先煮至六成熟时，再下入金银花同煮。

作用：可预防和治疗中暑、痱子、疮疖。

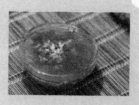

绿豆丝瓜花饮

食材：绿豆50克，鲜丝瓜花8朵。

做法：先将绿豆煮熟烂后，加入丝瓜花，再煮片刻，喝豆喝汤。

作用：防治中暑。

健康小贴示

如何熬制可口的绿豆汤

①把绿豆淘洗干净，沥干水分。②在砂锅加入适量清水，待烧开后放入绿豆，水量应该略多于绿豆。③大火煮至汤水将收干时，加入滚开水，再把砂锅盖严，焖煮20分钟之后撇去上浮的皮壳，再煮15分钟绿豆就开花酥烂，加适量糖，绿豆汤就做好了。

豆并没有季节限制，不光是夏天能吃，一年四季都可以食用绿豆，只要感觉身体有火气，就可以拿它来"灭火"。

虽然绿豆的消暑益气，清热解毒的效果好，但也不是人人都能饮用的。比如说，寒凉体质的人常表现为四肢冰凉乏力、腰腿冷痛、腹泻便稀等。这些人本身体内无热可消，吃了绿豆反而会加重症状，甚至引发腹泻、关节肌肉酸痛、慢性胃炎等多种疾病；老人、儿童及体质虚弱的人也不宜喝绿豆汤。因为绿豆中蛋白质含量比鸡肉多，这类人肠胃消化功能较差，很难在短时间内消化掉绿豆蛋白，容易因消化不良导致腹泻，喝冰冻绿豆汤，还容易出现腹胀、腹痛、呕吐等；正在吃药的人也忌服绿豆汤。绿豆有解毒作用，如果服用的药物中含有有机磷、钙、钾等成分，绿豆会与这些成分结合成沉淀物，从而分解药效，影响治疗；还有阴虚者如产后和经期妇女，这些人本身气血不足，体质较差，再喝绿豆汤，容易引起脾胃不适。

黄豆——"豆中之王"健脾补虚功效好

李时珍说："豆有五谷，各益五脏"，黄豆对应补的是哪个脏器呢？中医学认为脾属土，黄色的食物多归脾。黄豆味甘，性平，归脾、大肠经，有补脾益气、清热解毒、消肿除湿的功效。《神农本草经》说："生大豆，味甘平。除痈肿……止痛"，可见生大豆可治身体局部肿痛。

将黄豆做成豆腐、豆浆、豆芽等豆制品，食疗作用也很强，具有宽中益气，和脾胃，稍胀满的作用，《延寿书》说："……久痢，白豆腐醋煎食之即愈。杖青肿，豆腐切片贴之，频易。"意思是说，久泻不止，只要用白豆腐加醋煎熟吃，能止泻；棍杖击打所致的身体青肿可用豆腐切片，敷在痛处，多换几次，就能好。可见豆腐有消肿止痛的功效。古时候黄豆芽也叫大豆黄卷。《神农本草经》说："大豆黄卷，味甘平，主湿痹筋挛膝痛。"所以黄豆芽有助于缓解和消除关节疼痛。

在唐代，黄豆粉用来制作面药方和配制澡豆。澡豆是用来干什么

图解展示 黄豆

黄豆不仅是重要的粮食作物，它还具有很高的药用价值，煮汤喝可清热解毒，利小便；制成豆浆能清利大小便，解热润肺，宽中下气。它还是高血压、心脏病、动脉硬化等心血管病者的有益食品。

黄豆的食疗功效

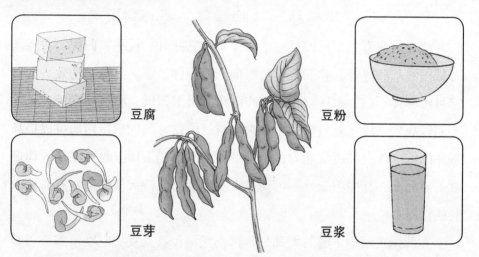

豆腐

豆粉

豆芽

豆浆

　　黄豆是一种营养丰富、用途广阔的农产品，可以加工成豆腐、豆芽、豆粉等，它们各自具有不同的作用和功效。

的呢？相当于我们今天的洗面奶，是用来清洗手面用的，正如孙思邈在《千金翼方》中所说："面脂手膏，衣香澡豆，士人贵胜，皆是所要。"从他的描述中可以看出，澡豆是当时官吏贵族及平民百姓必备的美容品。用法也跟我们现在的清洁用品一样，每天早晚洗脸时，取药粉轻擦面部，然后用清水冲洗掉，长期使用，有美白的效果。黄豆有"豆中之王"之称，被人们叫作"植物肉""绿色的乳牛"，营养价值十分丰富，它对于健康的贡献可谓"不可斗量"。营养学研究表明，干黄豆中含有蛋白质含量可高达40%，500克黄豆相当于1000克猪瘦肉，或1500克鸡蛋的蛋白质含量。它所含有的脂肪及维生素A、B族维生素、维生素D、维生素E及钙、磷、铁等矿物质含量也很丰富。平时多吃一些黄豆及黄豆制品能营养皮肤、肌肉和毛发，使皮肤健康，红润富有弹性，使肌肉丰满而结实，头发乌黑光亮，美容又养颜。

常吃黄豆有益健康，但也不能一次吃得太多，容易引起消化不良，产生腹痛腹胀之感。吃多少合适呢？每次不宜超过50克。另外，肝、肾功能不好的人，或者有痛风、胃溃疡、动脉硬化和碘缺乏的人不宜吃黄豆。

豌豆——豆中佳品，补脾健胃，强心利尿

豌豆也叫青豆、回回豆。中医学认为它味甘、性平，归脾、胃经。有益中气、补脾肾、和五脏、止泻痢、消痈肿、解乳石毒之功效。常食它可治脾胃不适、呃逆呕吐、心腹胀痛、口渴泻痢、脚气、痈肿、乳汁不通等病症。现代营养学专家认为，豌豆中富含的优质蛋白质可以提高机体的抗病能力和康复能力；丰富的胡萝卜素经人体吸收可降低人体癌症的发病率；其中粗纤维，可促进大肠蠕动、保持大便畅通，有清洁大肠的作用。

在我国黄河中下游的大部分地区仍然流传着立夏要吃糯米豌豆饭和称人的习俗，据说诸葛亮临终那天正好是立夏，他嘱咐孟获每年都要至少去看一次阿斗。孟获爽快地答应了。此后，每年立夏日他都前往成都拜见蜀主刘禅。后来，晋武帝司马炎灭了蜀国，把阿斗掳到洛阳。孟获这个人粗中有细，怕司马炎亏待阿斗，每次都要用大秤称量阿斗体重，一再告诉晋武帝。武帝知道阿斗喜食黏甜，每年快到立夏时，就命人煮豌豆糯米饭给阿斗吃。这时正逢新豌豆上市，做成糯米饭又甜又香，阿斗至少要吃两大碗。孟获每次来称人，都比上一年重了几斤。难怪阿斗"乐不思蜀"了。从那以后，立夏吃豌豆糯米饭和称人的习俗便在民间传开，沿传至今。

豌豆的做法有很多，它既可当作主食，也可拿来做菜吃。将它磨成粉可制作粉丝、凉粉、糕点、豆馅、面条等。豌豆的嫩荚和嫩豆粒还可加工制作成罐头。不过，豌豆好吃又营养，吃它的时候还需要注意一些

图解展示 **豌豆**

豌豆是常见的蔬菜品种之一，它清甜可口，既可炒熟做菜吃，也可用来煲汤。除了食用，它还具有理中益气、健胃补肾、强心利尿的药用功效。

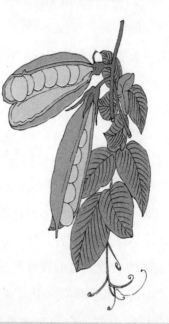

豌豆的食疗功效

属性 味甘、性微寒、无毒。归心、脾、胃、大肠。

功效 益中气，解毒，利尿，除呃逆，止泻痢，解渴通乳。

主治 下腹胀满、消渴、小便不利、泄痢、妇女乳闭。

豌豆食疗方

豌豆芫荽汤
食材：豌豆120克，陈皮10克，芫荽60克。

做法：加水煎汤，分2～3次温服。

功效：益脾和胃、利湿。适用于湿浊阻滞，脾胃不和，吐泻转筋等症。

核桃仁豌豆泥
食材：鲜豌豆仁750克，核桃仁60克，白糖240克，藕粉50克。

做法：①先将豌豆仁煮烂，捣成浆泥状。②核桃仁用开水浸泡片刻后剥去皮，用油炸透捞出，剁成细末。③将藕粉先用冷开水兑好。④锅中加水适量煮沸，加入核桃仁和豌豆泥，搅匀煮沸，加入兑好的藕粉勾成稀糊状。⑤撒上核桃仁末即可食用。

功效：润燥滑肠，滋阴补肾，适用于贫血、肠燥便秘、肾虚咳喘等症。

 健康小贴示

如何正确食用豌豆
①不宜大量食用豌豆，易发生腹胀。②因此应避免大量食用加入明矾的粉丝。许多优质粉丝是用豌豆等豆类淀粉制成的，在加工时往往会加入明矾，如果大量食用会使体内的铝增加，从而影响健康。③炒熟的干豌豆尤其不易消化，过食可引起消化不良、腹胀等。

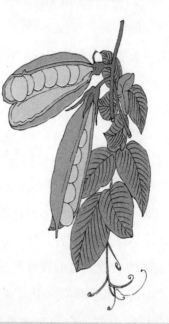
第五章 食疗调脾胃大攻略

小细节。比方说，豌豆粒，特别是炒熟的干豌豆粒不容易消化，吃多了会引发腹胀，所以不适宜长期大量吃。在超市和市场都有袋装的豌豆粉丝出售。这些粉丝是用豌豆淀粉制成的，在加工时往往会加入明矾，吃太多会使体内的铝增加，不利于健康。

买的生豌豆还没来得及吃，保存时不要洗，直接将它放冰箱冷藏即可，如果是剥出来的豌豆，宜将它放进袋子里，密封好，平铺整齐放入冰箱的冷冻室里，直接冷冻就可以了。想吃的时候，取出来放在室温自然解冻5分钟就可以了。冷冻时间不能太长，最好在1个月内吃完。

白扁豆——"脾之谷"益气健脾，利湿消肿

扁豆是大家都很爱吃的一样蔬菜。与黄豆、绿豆不同的是，它不光豆子能吃，它的嫩荚也可食用。其果皮（扁豆衣）、花、叶均可入药。中医学认为它性微温、味甘，归脾、胃经，有健脾养胃，解暑化湿，补虚止泻的功效。可治脾虚呕逆、食欲缺乏、暑湿吐泻、女性白带过多、酒醉呕吐、烦渴胸闷等病症。

夏秋季节是白扁豆成熟季节，也是脾最容易受长夏湿气困扰的季节。此时多食一些白扁豆有健脾化湿的功效。白扁豆不仅健脾，兼能化湿，且药性温和，补而不滞，适用于脾虚湿滞，食少、便溏或泄泻等症。由于它"味轻气薄，单用无功，必须同补气之药共用为佳"，所以，它常作为人参、白术等药物的辅助。《中国药典》说：白扁豆"健脾胃，清暑湿。用于脾胃虚弱、暑湿泄泻、白带"。治疗女性因脾虚湿浊而引起的白带过多症状，则宜与白术、苍术、芡实等补气健脾除湿中药一起配合使用。

白扁豆与粳米煮粥喝，健脾的效果非常好，脾胃不好的人，特别是老年人，能有效预防和治疗因暑湿引起的食欲缺乏、腹泻、水肿等病症。将白扁豆与大枣、桂圆肉、莲心等煮成羹食用，更为中老年人的长寿粥膳佳品。另外，将它煮熟捣成泥与熟米粉掺和后，可制作各种糕点和小吃。

白扁豆性味平和，老少皆宜吃，尤其是脾胃虚弱的人，多吃一些白扁豆，可以健脾和胃。

白扁豆的食疗功效

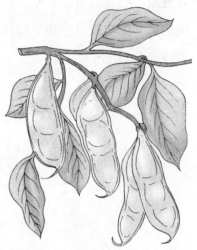

属性 白扁豆味甘、性温。

功效 益气健脾、利水消肿。

主治 脾胃虚弱、食欲缺乏、呕吐腹泻、口渴烦闷、酒醉呕吐、女性白带过多的病症。

白扁豆的食疗方

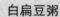

白扁豆粥
食材：白扁豆30克，粳米60克。

做法：将扁豆、粳米用水淘洗净，一同下锅熬粥，煮粥至烂熟食用，每天早、晚各1次。

功效：补脾益胃、和中止泻。适用于脾胃虚弱、食欲减弱、慢性久泻。

扁豆茯苓饮
食材：白扁豆20克，茯苓20克，薏苡仁20克。

做法：先将薏苡仁炒至颜色微黄，再将白扁豆、茯苓和炒好的薏苡仁一同放入砂锅中，加水煎煮，早、晚各服1次。

功效：益气健脾，利湿止泻。适用于脾胃气血不足，食欲缺乏。

健康小贴示

如何正确食用扁豆

①扁豆一定要充分炒熟再吃，吃了不熟的扁豆角很可能会出现头痛、恶心、呕吐食物中毒现象。②一次不能食用过多。豆类大多有产益气的功效，但食用过多容易引起气滞，而产生腹胀、腹痛。③气虚体寒者不宜食扁豆，否则容易引起腹胀、腹痛，面色发青，手脚冰凉、关节酸痛、咳嗽、声音嘶哑等症状。

第五章 食疗调脾胃大攻略

扁豆是健脾祛湿的良药，其营养也十分丰富。不过需要注意的是，白扁豆含有一定毒性的凝集素，只有经过加热处理才可以使其失去毒性，所以食用它的时候一定要充分煮熟蒸透，以免出现头痛、恶心、呕吐现象。白扁豆可以常吃，但不宜多吃，吃多了容易引起腹胀。患有疟疾的人不能吃扁豆。扁豆的蛋白质含量较高，痛风、慢性肾功能不全患者应少食。

7

对症吃肉有诀窍

中医食疗养生历来讲究荤素搭配，在餐桌上，我们不光要多食蔬菜，也要适当摄取一些肉类。肉类也是人体补充各种营养的重要来源，也是我国饮食文化里很重要的一个环节。那怎么吃肉才营养又健康呢？这就要求我们在保证健康饮食的前提下，对各种肉类的具体功效进行全面的了解才行。接下来就让我们一起了解多种肉类的功效。

羊肉：温补气血，久病食之更相宜

寒冬腊月是吃羊肉的最佳季节，在寒风凛冽的冬天，吃顿热乎乎的"涮羊肉"或者来碗暖暖的"羊杂汤"既能抵御风寒，又可滋补身体，实在是一举两得的美事。

中医学认为羊肉有助元阳、暖中胃、疗肺虚、补精血、益劳损的功效，是一种优良的温补强壮剂，它味甘、性温，归脾、胃、肾经。它味道鲜美，甘而不腻，是冬季进补及补阳的佳品。金代李杲说："羊肉有形之物，能补有形肌肉之气。故曰补可去弱。人参、羊肉之属。人参补

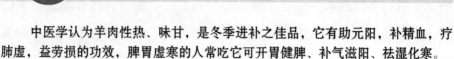

图解展示　羊肉

中医学认为羊肉性热、味甘，是冬季进补之佳品，它有助元阳，补精血，疗肺虚，益劳损的功效，脾胃虚寒的人常吃它可开胃健脾、补气滋阳、祛湿化寒。

补脾养胃羊肉药膳

淮山煲羊肉

材料：鲜淮山药500克，羊肉400克，生姜4片，料酒适量。

做法：①淮山药去皮、洗净，切块。②羊肉洗净，切块，锅中加水，放入姜片和料酒，等水开后，下羊肉焯去血沫。③将淮山药、羊肉、姜片一起下入砂锅，加清水2500毫升，大火烧开后改文火煲约2小时，下盐便可。可供4~5人食用。

功效：健脾养肺。

羊肉萝卜汤

食材：羊肉300克，白萝卜250克，草果1枚，甘草3克，姜片10克，食盐适量。

做法：①将羊肉、白萝卜洗净，切小块。②草果拍碎，用纱布同甘草一起包住。③锅中加适量水，放入羊肉丁，开锅后撇去浮沫，放入萝卜丁、药料包、姜片、食盐，文火炖至肉熟烂即可。

功效：健脾补虚、化痰消积。

羊肉饮食宜忌

宜　羊肉与姜合用，有温阳散寒的功效；与香菜同食可开胃、壮阳；与萝卜同吃可增强免疫力，具有顺气的作用；与鸡蛋一起食用则能延缓衰老。

忌　羊肉忌与南瓜同吃，容易出现胸闷、腹胀的现象；与竹笋同吃可引起中毒。

气，羊肉补形。风味同羊肉者，皆补血虚，盖阳生则阴长也。"意思是说身体虚弱的人，冬天多吃羊肉可以增长肌肉，强壮气力。另外，吃羊肉对一般风寒咳嗽、慢性气管炎、虚寒哮喘、肾亏阳痿、腹部冷痛、体虚怕冷、腰膝酸软、面黄肌瘦等一切虚状均有治疗和补益效果，最适宜冬季食用。

羊肉的做法有很多，将它可做成许多种风味独特、醇香无比的佳肴，比如说涮羊肉、烤羊肉串、葱爆羊肉等。在山西有一道特别有名的小吃，叫"羊肉泡馍"。"羊肉泡馍"古称"羊羹"，这种吃法由来已久，宋代苏轼就有"陇馈有熊腊，秦烹唯羊羹"的诗句。羊肉泡馍的做法和吃法都是很有讲究的。做这道小吃的时候要先将优质的牛羊肉洗切干净，煮的时候要加葱、姜、花椒、八角、茴香、桂皮等佐料煮烂，汤汁备用。将馍（一种白面烤饼）掰成小块，越碎越好。然后厨师在碗里放一定量的熟肉和原汤，并加白菜丝、粉丝、葱末、料酒、食盐、味精、糖蒜、香菜和辣椒进行调味。等馍泡热之后就可以开食了。牛羊肉泡馍的吃法也很独特，有羊肉烩汤，顾客可以自吃自泡；也可干泡，即馍将汤汁完全吸收，吃完馍、肉，碗里的汤也被喝完了。在西安的大街小巷，羊肉泡馍馆随处可见，其中要数老字号有"老孙家""同盛祥"做得最地道。

羊肉特别是山羊肉膻味比较重，煮的时候放个山楂或加一些萝卜、绿豆可除膻气；炒的时候放葱、姜、孜然等佐料也可将膻味去掉。羊肉最容易滋生细菌，这些细菌被吃进人体，可能会出现四肢乏力的情况，严重者甚至会昏迷不醒，所以吃涮肉时不能贪图肉嫩而不涮透。羊肉属大热之品，夏秋季节不宜吃羊肉。有发热、牙痛、口舌生疮、咳吐黄痰等上火症状者也不适宜食用。发热或者患有肝病、高血压、急性肠炎或其他感染性疾病的也不宜食用。

狗肉：吃了狗肉暖烘烘，不用棉被可过冬

狗肉，因其味道鲜美醇厚，芳香四溢，有些地方也称之为香肉。它与羊肉齐名，被认为是冬季进补的营养佳品。正如俗话说得好："狗肉滚三滚，神仙坐不稳""闻见狗肉香，神仙也跳墙""吃了狗肉暖烘烘，不用棉被可过冬。"夸张诙谐的语言将老百姓对狗肉的喜爱充分表达了出来。在民间，寒冷的冬天最适宜吃狗肉。老年人吃它可增强抗寒能力，对治疗老年人四肢发凉、精神不振、尿溺不尽效果显著。对脾胃虚寒、久病体弱、畏寒怕冷、肾虚腰痛、阳痿早泄之人也同样适用。

狗肉

寒冬是吃狗肉的最佳时节，狗肉不仅芳香味美，营养丰富，而且还有很强的食疗功效。脾胃虚寒的人吃它有暖胃、补胃的功效。

狗肉补脾健胃膳

枸杞炒腊狗肉

食材：腊狗肉500克，红辣椒20克，枸杞子50克，大蒜50克，冬笋200克。

做法：①将枸杞择尽杂质，洗净，在开水中氽一下沥干。②腊狗肉洗净，上笼蒸熟取出，切成长4厘米、宽3厘米、厚1厘米的薄片。③辣椒洗净切成米粒状碎片。④冬笋洗净切成同腊狗肉一样的片。⑤下枸杞子煸炒，待熟后起锅。下冬笋煸炒至八成熟时下腊狗肉炒，待出香味时烹料酒，加辣椒、盐和汤，稍焖一下收干，即放香油。出锅装盘后撒上枸杞子即可。

功效：有温补脾肺、增进食欲、抗寒及补益肝肾的作用。

党参附片狗肉汤

食材：党参30克，附子20克，狗肉500克，生姜9克。

做法：①狗肉洗净切小块；②将切好的狗肉与党参、附子、生姜同放入砂锅内，加适量清水，煮到狗肉烂熟；③去附子，加少量食盐调味，分顿食肉饮汤。

功效：此方有补中益气、温肾助阳的功效。适用于脾肾阳气不足引起的大便溏、腹泻、畏寒肢冷及脱肛者食用。

中医学认为，狗肉性温，味甘、咸、酸，具有补中益气、润肠胃、生津液、益气力等功效，特别适用于久病大虚之人，常食用，可使人身轻气爽，气力大增。关于狗肉的滋补性，古书也多有记载。《本草纲目》记载，狗肉专走脾肾二经，食之能滋补血气，暖胃祛寒，补肾壮阳。《本草逢源》说："犬肉，下元虚者，最宜食之。"下元即肾气，意思是说狗肉有补肾的功效。现代医学研究表明，狗肉中含有的少量稀有元素，对治疗心脑缺血性疾病有一定的帮助。

民间流传着不少狗肉的食疗方法。比如说将狗肉和米煮粥，空腹吃，可消鼓气和水肿；将狗肉与黑豆一起炖烂，早、晚各吃1次，连吃数周，能治老年耳聋和遗尿症；每天吃250克狗肉，连续1～3个月，治阳痿早泄；清炖狗蹄与猪蹄一样有下乳的作用。

狗肉的吃法也有很多种，像红烧、清炖、卤制、爆炒、凉拌等。吃狗肉也有许多禁忌：夏天不宜吃狗肉；烹饪时应选择膘肥体壮、健康无病的狗食用，病狗、疯狗的肉绝对不能吃。刚被宰杀的狗因有土腥味，应先用盐腌渍一下，然后用清水洗干净后再进行烹饪。狗肉性温，吃太多易上火，也不宜烤着吃，易口渴生痰；有阳虚内热、脾胃温热及高血压患者应慎食；吃狗肉后不宜立即喝茶。茶叶中的鞣酸与狗肉中的蛋白质结合易生成人体不容易消化的鞣酸蛋白质，易引起便秘或肠梗阻。

牛肉："肉中骄子"，补中益气，化痰止渴

牛肉享有"肉中骄子"的美称，它的蛋白质含量高，脂肪含量低，味道又鲜美，因此深受人们喜爱，成为除猪肉外，肉质需求最大的肉类。

川菜里有一道特别有名的菜，与郫县豆瓣、涪陵榨菜、永川豆豉并称为"四大特产"，它就是灯影牛肉。关于它的由来还有一段故事呢。据说，唐代著名诗人元稹在通州任司马时，一次晚上去一家小酒馆喝酒，下酒菜中一道牛肉做的菜令他赞不绝口。只见牛肉色泽油润红亮，味道麻辣鲜香，质地柔韧，入口即化，令人回味无穷。更让他惊叹的是，牛肉片大呈半透明纸状，用筷子将它夹起来，在灯的照射下，红色牛肉中丝丝纹理在墙壁的影响中看得一清二楚，特别好看。这让他想起京城盛行的"灯影戏"一时兴起，将它取名为"灯影牛肉"。元稹为官清正廉洁，深受老百姓的爱戴，因此经他赞誉，"灯影牛肉"一时被传为名菜，流传至今。

牛肉之所以备受人们喜爱，不光是因为它味道鲜美，还因为它有很强的食疗功效。中医学认为它味甘、性平，归脾、胃经；有滋养脾胃、补中益气、强健筋骨、止渴消肿、化痰熄风的功效，适用于中气下陷、气短体虚，筋骨酸软、贫血久病及面黄目眩之人食用。《医林纂要》中记载："牛肉味甘，专补脾土。脾胃者，后天气血之本，补此则无不补矣。"脾胃不好的人，经常吃牛肉可以气血双补，增强脾胃功能。

现代营养学认为牛肉富含蛋白质，其氨基酸组成比猪肉更接近人体

牛肉

牛肉脂肪含量低而蛋白质含量高，味道鲜美，所以深受人们喜爱，享有"肉中骄子"的美称，中医学认为它还有健脾胃，补肾阳的功效。

牛肉补脾胃方

牛肉归芪汤

食材：牛肉500克，当归25克，黄芪20克，党参20克，生姜15克，料酒、葱段、食盐、味精各适量。

做法：①将当归、黄芪、党参装入纱布袋，扎紧口。②牛肉洗净去筋膜，下水焯去血沫，切块。③在砂锅中加入适量清水，加入姜片、料酒、葱段、食盐等调料，等大火烧沸后改文火慢炖，至牛肉熟烂后去药袋，调味即可。

功效：健脾益胃、补益气血。

土豆炖牛肉

食材：牛肉400克，土豆300克、食盐、胡椒粉适量。

做法：①将土豆削皮切块，牛肉切块后放入沸水中焯10分钟捞出洗净。②锅加热后倒入油烧热，下土豆块大火煸炒至表面微黄盛出。③另起油锅下牛肉块炒，加入土豆和清水没过牛肉，烧开后转小火慢炖1~2小时至牛肉酥软、土豆熟透，加入食盐和胡椒粉调味即可。

功效：补脾胃、强筋骨。

需要，常食用能提高机体抗病能力，特别适用于生长发育期的孩子、手术后或久病初愈的患者。将牛肉与大枣一起炖服，有促进肌肉生长和促伤口愈合的功效。老年人将牛肉与仙人掌同食，可起到抗癌止痛、提高机体免疫功能的效果。牛肉煮浓汁喝可治因胃虚弱引起的慢性腹泻。

烹制牛肉有很多小窍门。比如，切牛肉应横切，不能顺着纤维组织切，否则不入味，还嚼不烂；煮牛肉时放一个山楂、一块陈皮或一点儿茶叶，牛肉易烂；煮老牛肉时，应提前一天在牛肉表面涂上一层芥末，第二天用冷水冲洗干净后下锅煮，煮时再放点儿酒、醋，这样容易煮烂，还能使肉质变嫩，香气扑鼻；红烧牛肉时，加少许雪里蕻可增加牛肉的鲜美；牛肉受风吹后易变黑，进而变质，因此要注意保管。

牛肉宜采取清炖的方式，其营养成分保存比较好；牛肉中含有一种恶臭乙醛，过多摄入不利健康，不宜常吃，1周1次为宜；牛肉的肌肉纤维较粗糙不易消化，多吃会增加体内的胆固醇和脂肪，所以老年人、小孩及消化力弱的人不宜多吃；患皮肤病、肝病、肾病的人应慎食。

鸡肉："羽族之首"，益五脏，健脾胃，活血脉

鸡素有"羽族之首"的称号，鸡肉中含有丰富的蛋白质，且种类较多，易被人体吸收利用，常食用，有增强体力、强壮身体的作用。鸡肉脂肪含量低，比牛、羊、猪肉要少，而且大部分是不饱和脂肪酸，特别适用于老年人和心脑血管疾病的人。其肉质细嫩，鲜美多滋，适合多种做法，故清代袁枚说："鸡功最巨，诸菜赖之。"而把鸡列为食中"上品"。历来用鸡做的名菜有很多，比如说"贵妃鸡翅""霸王别鸡""三游神仙鸡""宫保鸡"等。

贵妃鸡翅属于陕西传统名菜，用鸡翅膀制成。据说，杨贵妃生平最喜食两样食物，除了荔枝，就属鸡翅了。御厨投其所好，反复研究琢磨，选用鲜嫩的鸡翅膀，配合多种调味料，采用先炸后蒸的方法烹制而成。这道菜因色泽金红，口感软滑爽嫩，浓醇宜人而闻名。

中医学认为，鸡肉味甘性平，归脾、胃、肾经。鸡肉有健脾胃、活血脉、强筋骨、温中益气、补肾填精、养血乌发、滋润肌肤的功效。对营养不良、畏寒怕冷、乏力疲劳、月经不调、贫血、水肿消渴、产后血虚乳少的人等有很好的食疗作用。鸡的品种有很多，若论滋补功效，当属乌鸡最好。《食疗本草》指出，"黑雌鸡，治反胃、腹痛、骨痛、乳痈、安胎"，其性味甘温，能补中益肾、养心安神、滋阴润肤，女性常吃乌鸡肉，可美容养颜。脱发严重的人，说明肾不好，将鸡肉与首乌一起吃，对缓解脱发症状有好处。鸡蛋黄油有清热解毒，收敛生肌的功效，外用可治口腔溃疡、乳头皲裂、冻疮溃烂、水火烫伤、婴儿湿疹等症。

鸡肉的食用禁忌：鸡肉性温热，所以感冒发热、内火偏旺、痰湿偏重之人、肥胖症、患有热毒疖肿之人吃鸡肉会使病情加重，忌食；患动脉硬化、冠心病、高血压、高脂血症、胆囊炎、胆石症的人忌饮鸡汤；

鸡肉的肉质细嫩，滋味鲜美，富有营养，有滋补养身的作用。脾胃虚弱的人常吃鸡肉进行滋补，可抵御寒气，强健体魄。

鸡肉补脾益胃膳

山药香菇鸡丝粥

食材：山药15克，香菇50克，鸡胸肉、粳米、豌豆各150克，芹菜、葱各10克，植物油12毫升，白糖100克，黑胡椒粉、味精、食盐、酱油各适量。

做法：①山药切片；鸡胸肉、葱、芹菜、豌豆、粳米洗净；香菇泡水至软，鸡胸肉、香菇各切丝；芹菜、葱切碎备用。②起锅加适量植物油，下入葱花、鸡胸肉、香菇、山药爆香，加少许酱油炒入味，再把粳米下锅续炒数下。③另起一锅，加水适量，下米煮，待米煮熟透后，把豌豆、芹菜、白糖放入锅内。④加入食盐、味精、黑胡椒粉即成。

功效：补益脾胃，强壮身体。日常服用，保健强身。

山药鸡肉汤圆

食材：山药15克，鸡肉250克，糯米粉500克，酱油100毫升，姜25克，白胡椒粉6克，植物油30毫升，食盐10克。

做法：①将山药、鸡肉剁碎，加调味料拌和成馅心。②糯米粉加水揉成团。③取小面团，压扁后包入馅心，制成汤圆。④放入锅中，煮沸浮起熟透即可。

功效：补益脾胃，强壮身体。日常服用，保健强身。

健康小贴示

如何挑选好鸡

①挑健康鸡：健康的鸡看起来精神十足，羽毛光滑而紧密，眼睛有神、灵活，眼球充满整个眼窝；冠挺直且颜色鲜红，爪壮有力，行动自如。②挑嫩鸡：鸡的老嫩主要看鸡脚：嫩鸡脚掌皮薄，无僵硬现象；脚尖磨损少；脚腕间的突出物短。③挑散养鸡：散养鸡也称柴鸡、草鸡、土鸡，识别的方法还是看脚：散养鸡的脚爪细而尖长，粗糙有力；而圈养鸡脚短、爪粗、圆而肉厚。④挑活宰的鸡：活宰鸡屠宰刀口较不平整，放血良好；而死宰鸡则刀口平整，甚至无刀口，放血不好，残血呈暗红色。⑤不买注水鸡：通常注水鸡的翅膀后面会有红针点，周围呈黑色，用手掐鸡的皮层会明显感觉打滑，这种鸡是注过水的，不能买。

鸡肉中丰富的蛋白质会加重肾脏负担，有肾病特别是尿毒症患者，应该禁食。

兔肉：脾胃阴虚就吃它

兔肉在国际市场上非常受欢迎，有"保健肉""荤中之素""美容肉""百味肉"等美称。它肉质细嫩，味道鲜美，营养丰富。与其他肉类相比较，最突出的优点是具有很高的消化率，可达85%，这是其他肉类无法相匹敌的。

中医学认为，兔肉性凉、味甘，归肝、脾、大肠经。具有补中益气、凉血解毒、清热止渴、利大肠的功效。关于兔肉的食疗功效，古书上有很多记载。如《本草拾遗》上说兔肉"主热气湿痹"，脾性喜燥恶湿，吃兔肉有助于祛湿健脾。《本草纲目》记载其有"凉血，解热毒，利大肠。"的功效。兔肉有祛火解毒的功效，尤其适用于爱美的女性食用。

兔肉是肥胖患者理想的肉食之一，它含有的脂肪和胆固醇含量都低于其他肉类，而且脂肪又多为不饱和脂肪酸，常吃它不用担心会增肥，有助于保持身体苗条。因此，国外妇女将兔肉称为"美容肉"。除了瘦身美容，常吃兔肉，还有祛病强身、增强体质、健美肌肉的作用，因此，它又有"保健肉"之称。兔肉中富含的卵磷脂，有健脑益智的功效。正处在学习阶段的青少年们或者是脑力工作者常吃有助于提升智力，保持思维清晰。老年人经常食用可保护血管壁，阻止血栓形成，对高血压、冠心病、糖尿病有很好的防治作用。兔肉中含有多种维生素和8种人体所必需的氨基酸，含有较多人体最易缺乏的赖氨酸、色氨酸，常食兔肉可有效防止有害物质沉积，有助于儿童健康成长，老年人延年益寿。

兔肉和其他食物一起烹调会附和其他食物的滋味，所以有"百味肉"之说。兔肉适用于多种烹调方法，可炖汤、红烧、粉蒸。常见的兔肉菜肴有兔肉圆子双菇汤、兔肉烧红薯、椒麻兔肉、粉蒸兔肉、麻辣兔片、鲜熘兔丝等。兔肉性凉，适合夏季吃。由于肉质细嫩，肉中几乎没

图解展示 兔肉

俗话说"飞禽莫如鸪，走兽莫如兔"，兔肉不仅营养丰富，而且是一种对人体十分有益的药用补品，它有补脾益气、凉血解毒功效，还有降低胆固醇的作用，脾胃虚弱及年老者常吃可强健机体，延年益寿。

兔肉健脾养胃药膳

选择兔肉时，宜选肌肉富有光泽、颜色红亮均匀，脂肪洁白或黄色的，这样的兔肉肉质较鲜美。

北沙参玉竹兔肉汤
食材：北沙参30克，玉竹30克，兔肉600克，百合30克，马蹄100克，食盐5克。

做法：①将北沙参、玉竹、百合浸泡1小时后，洗净备用。②马蹄去皮洗净；兔肉斩成大块，入沸水焯去血水。③将清水放入砂锅内，煮沸后加入以上材料，大火煲开后，改用文火煮3个小时，加食盐调味即可。

功效：养阴清肺、益胃生津、强身健体。

大枣炖兔肉
原料：兔肉500克，大枣50克，料酒、葱白、食盐、味精各适量。

做法：①将兔肉洗净切成小块，大枣洗净，与兔肉一并放在大碗内，加适量沸水及料酒、食盐、葱白。②将碗放在蒸锅内，隔水蒸炖1～2小时，至兔肉和大枣熟烂时加味精调味即可。

功效：补脾益胃、补中益气、开胃化食。

有筋络，所以在切兔肉的时候必须顺着纤维纹路切，在烹调时才能保持肉味鲜嫩，菜色美观，否则兔肉加热后会变成不易煮烂的粒屑状。患有肥胖症、肝病、心血管病、糖尿病的人可以吃兔肉。脾胃虚寒、有明显阳虚症状的人、孕妇及经期女性不宜食用。兔肉性偏寒凉，凡脾胃虚寒所致的呕吐、泄泻忌用。兔肉不能与鸡心、鸡肝、獭肉、鳖肉、橘、芥同食。

鸭肉——滋阴养胃的"圣药"

人们常言"鸡鸭鱼肉"四大荤，鸭肉名列其中，可见它已成为各种美味名菜的主要原料。俗话说"四条腿的不如两条腿的"，就蛋白质含量来讲，鸭肉蛋白质含量比畜肉含量要高得多，而且它的脂肪含量适中，分布也较均匀，因此，深受老百姓喜爱。

相传，在明初年间，上至帝王将相，下至平民百姓，都喜欢吃鸭肉。据说明太祖朱元璋"日食烤鸭一只"。宫廷里的御厨们为讨好万岁爷就想方设法研制鸭肉的新做法后来，研制出了叉烧烤鸭和焖炉烤鸭这两种。后来的厨子在此基础上不断地加以创新，形成了今天以"全聚德"为代表的叉烧烤鸭派和以"便宜坊"为代表的焖炉烤鸭派。如今老北京的烤鸭以色泽红艳、肉质细嫩、味道醇厚、肥而不腻的特色，享誉海内外。

中医学认为，鸭子以食水生物为主，故其肉性味甘、寒，归肺、胃、肾经，有滋阴、养胃、补肾、消水肿、止热痢、止咳化痰等功效。《本草纲目》记载：鸭肉"主大补虚劳，最消毒热，利小便，除水肿，消胀满，利脏腑，退疮肿，定惊痫。"体内有热的人吃鸭肉可清热泻火；体质虚弱，食欲缺乏的人食用可提升胃口，增强抵抗力；大便干燥和水肿的人食之更为有益。

民间还传说，鸭是肺结核病人的"圣药"。常食鸭肉对预防和治疗老年性肺结核、糖尿病、慢性支气管炎、慢性肾炎等病症很有帮助。营养不良，产后病后体虚、盗汗、遗精、妇女月经少、咽干口渴者也适用；癌症患者及放疗化疗后吃些鸭肉可以补充营养。不过，体质虚寒的人，或者因受凉引起的不思饮食，胃部冷痛，腹泻清稀，腰痛及寒性痛经的人不宜吃鸭肉；有肥胖、动脉硬化、慢性肠炎等病症的人应少食；感冒患者不宜食用。

鸭肉与沙参一同食用有滋阴润燥，止咳化痰的作用。鸭肉与山药一起吃不仅有补阴养肺的作用，还可去除油腻。鸭肉同酸菜一起吃有清肺养胃、滋阴补肾、消肿利水的功效。鸭肉忌与大蒜、兔肉、杨梅、核桃、胡桃、鳖、木耳、荞麦同食。

鸭肉不仅是餐桌上的一道美味佳肴，它也是人们进补的优良食品，它有滋阴养胃、止咳化痰、补肾气、消水肿、止泻痢的功效。

鸭肉补脾健胃

参芪老鸭猪肉汤

食材：老雄鸭1只，猪瘦肉100克，党参、黄芪各15克，陈皮10克，食盐、鸡精各适量。

做法：①鸭去毛杂、头爪，猪肉切块，参、芪切片，陈皮切丝。②将切好的食材一同放入锅中，大火烧沸后，撇去浮沫，文火煮至鸭熟，加食盐、味精调味即成。

功效：益气健脾，补虚生血。

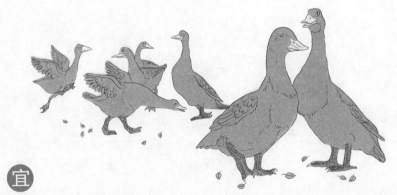

宜

鸭肉与山药同食可补阴养肺；与白菜一起吃，有清肺补血、利尿消肿的功效；与干贝一块食用有利于蛋白质的吸收。

忌

鸭肉忌与甲鱼一块吃，容易导致水肿和腹泻；与栗子同吃易引起中毒；与大蒜同食则易滞气。

山药冬菜粉丝鸭

食材：山药15克，鸭250克，粉丝100克，姜10克，冬菜、香菜、香油、食盐、味精各适量。

做法：①鸭肉、姜、香菜洗净，将山药浸润切丝；粉丝泡水至软备用。②将鸭肉切块，姜切丝，香菜切碎，粉丝切段。③加入水后把山药、姜、鸭肉、粉丝放入锅内煮熟透。④再加入冬菜、香油、香菜、食盐、味精、香菜即成。

功效：补益脾胃，强壮身体。

第六章

别让生活中的小细节
毁了你的脾胃

　　《黄帝内经》很重视养生中小细节的重要性。比方说它讲到人应顺应季节养生的时候，就要求人们在万物勃发，欣欣向荣的春季，要晚睡早起，在庭院中缓缓散步，披散头发，衣着宽松让形体舒展，使自己精神状态与自然界生发之机相适应。它认为人只有做好这些小事，才能顺应自然，强身健体。然而，在日常生活中，人们大多只注意到了大的原则性的错误，而忽略了日常生活中的小细节。这些小细节如果不加注意，时间长了，各种病痛也就接踵而来了。我们在调养脾胃的过程中，也有很多小"雷区"需要加以注意和改正。比方说，要注意一些不良饮食和起居习惯；根据不同的季节和地域采取不同的调养脾胃的方法；随时调整自身情绪来养脾胃等。

细嚼慢咽、保护牙齿很重要

相信很多人都知道"细嚼慢咽"好处很多，但是要真正做到这点，恐怕没多少人能够做到。因为随着现代生活的节奏越来越快，很多学生、年轻人、中年人在吃饭时总是三下五去二快快完餐，每口饭菜一进口，根本没经过充分的咀嚼就咽进肚子里。这样一来，吃下去的食物到了胃里之后要依靠胃腐熟成糊状才能让身体充分吸收的，大家思考一下，我们的胃并没有尖锐的牙齿，只能靠胃不停地蠕动，胃内的黏膜就像我们口腔内的黏膜一样，这样吃下去的食物，不管是冷的、热的、辣的、硬的或是大块的食物，在胃的蠕动中会对黏膜产生强大的刺激。本身，我们长牙齿就是为了咀嚼食物的，千万不能狼吞虎咽而把经牙齿咀嚼的任务托付给胃来完成，这其实是对胃最大的伤害。希望大家都要明白这个浅显的道理，尽最大努力来保护好自己的脾胃。吃饭时，尽量将入口的饭菜充分咀嚼成细糊状，以便咽进肚中可减轻胃的负担，并进一步使胃得以充分吸收其营养。

明白了牙齿的功能如此之大，就要好好保护自己的牙齿，别再干一些伤害牙齿的事情。如用牙齿咬瓶盖、咬核桃等硬物，早晚刷牙，饭后漱口。另外，也要呵护好自己的肾，因为牙齿是肾精的外在表现，肾精亏损者牙齿自然不会好。牙出毛病了就无法充分咀嚼食物，就会快及我们的胃了。通过慢慢的咀嚼可以控制食量，还能够实现七分饱，如果吃饭时顿顿狼吞虎咽，暴饮暴食，这样一来胃根本来不及把"吃饱"的信号发送给大脑，所以经常会吃到十二分饱。胃部食物严重过量最大的危害就是身体根本吸收不了，就会变成垃圾堆积在身体里，长期这样就会发胖，长成大肚腩。所以进餐时细嚼慢咽则很关键，完全可以达到避免长胖的功效的，如此就会减少食量且提高了胃对精微物质的吸收量。对于已经肥胖的人又因为可以控制过多的进食而起到减肥的作用，又不减低气血能量，这样不是很好吗？

 为什么要细嚼慢咽、保护牙齿

　　吃饭时，尽量将入口的饭菜充分咀嚼成细糊状，以便咽进肚中可减轻胃的负担，并进一步使胃得以充分吸收其营养。

鸭肉补脾健胃

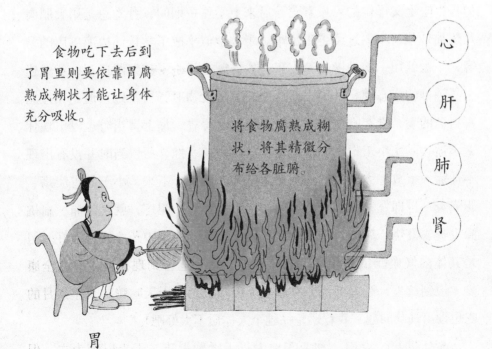

　　食物吃下去后到了胃里则要依靠胃腐熟成糊状才能让身体充分吸收。

将食物腐熟成糊状，将其精微分布给各脏腑。

心

肝

肺

肾

胃

别让辛辣伤脾胃

说起辛辣食物，当属辣椒最厉害了。它能强烈地刺激胃肠黏膜，而且其燥热之性很难疏泄出来，留存体内到处乱窜，窜入肝胆、肺肠、脾胃，最终燥热瘀滞体内，就会出现上火，导致肝胆郁热、胃阴亏虚，肺热肺燥，最后胃肠溃疡、十二指肠溃疡，肠炎、肠溃疡，严重的消化道出血、痔疮，胆囊炎症结石，咽喉发炎脓肿。

对于辛辣食物的"厉害"，想必有很多人都已经领教过。小王是大三的一名学生，她从小就是素食主义者，算得上是胎里素，在家的时候可以吃上父母做的可口素菜，后来上学住校期间，食堂总是用大肥肉片炼油炒菜，小王这可是犯了难。于是她似乎成了学校周边凉皮店的常客，午饭就用一碗辣辣的凉皮来打发。就这样吃了整整两三年，竟然迷上了辣椒的变态辣。虽说当时也明白辛辣食物对肠胃不好，但是又控制不自己的嘴，唯有吃辣才够有味，饭才吃得香，加上胃当时也没出现什么不适。其实小王根本不知道自己的体质偏寒性，所以当时并没有出现不适症，就放心大胆地吃地辣来。谁知，两三年下来，小王的胃溃疡、胆囊炎一迸即发，而且很严重。经常不是胃疼、胆疼，就是牙痛、扁桃腺发炎、发烧，后来经过老中医的调治吃了近四年中药才慢慢治好。但是其体内气血能量降低了很多，脾胃遭受的危害到现在还没有完全康复。说到这里，有人则说："那人家四川、湖南天天吃辣，长年累月的吃也没出现啥问题，我看还是怪她个人体质不太好吧！"

至于四川、湖南、湖北等地人每天无辣无味，天天以辣为主，但也不会出现各种不适，是因为这些地方本身暑湿偏重，为了驱除体内的暑湿寒气，则需要借助辣椒和花椒的辛散之性来驱逐，不然会有风湿瘘痹。而北方、中原地带气候干燥，没有湿寒可除，所以吃了大量的辛辣食物以后就只能长溃疡、长脓疮、长湿疹、长结石、长痔疮，总之就是吃了遭罪受。可见，地域性食品的重要性不能不知。

 图解展示 ## 喜辛辣，易生热邪伤脾胃

胃热多由偏食辛辣厚味，胃火素旺，或邪热犯胃，或气郁化火所致。

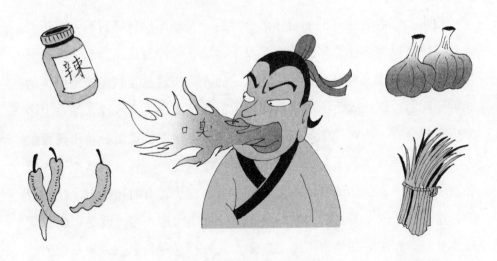

　　燥热之性很难疏泄出来，留在体内，入肝胆、入肺肠、入脾胃，成为燥热瘀滞，然后就会经常上火。

起居有节，脾胃也会闹"罢工"

脾胃的健康与否与生活作息习惯息息相关。很多脾胃问题都是由不当的作息习惯引起的。大部分的现代人的生活作息可以说是"随遇而安""随心所欲"，工作忙的时候可以加班熬夜；玩游戏可以玩一整晚不睡觉；周末休息了，一睡就是一整天。我们讲脾胃是后天之本，气血之源。这样长时间的工作和睡觉对脾胃伤害是很大的。脾胃就跟人一样的，该工作的时候就得让它工作，该休息的时候就得让它休息。休息的时候你让它工作，工作的时候你又让它休息，它的作息规律扰乱了，人体的生物钟也乱套了，生理平衡被打破了，防御能力也就下降了，各种疾病也就乘虚而入了。

很多人都会有这样的困惑，怎么最近老是动不动就感冒啊？吃饭老是没胃口，反胃，还胃痛？什么都没干，老感觉浑身没劲，想睡觉？可是呢，跑到医院去检查又查不出什么毛病。其实这就是我们经常所说的亚健康问题。现代人生活工作忙碌，生活作息习惯也不规律，基本上多多少少都会有一些亚健康的问题。什么是亚健康呢？就是身体出现免疫力下降、生理功能低下、适应能力不同程度减退的一种生理状态。人处在这个状态下，会感觉身体不舒服，心理不痛快，有时还会出现社交障碍，这种介于健康与疾病之间的状态叫亚健康状态。特点就是自我感觉很不舒服，到医院却检查不出毛病来。人处在这种状态下，如果在生活作息，饮食等各方面加以调整，不舒服感很快就能消除。但若一直任由其发展下去，就会演变成疾病状态。比如说经常加班熬夜，脾胃长时间

起居无常易影响脾胃健康

起居习惯与我们的脾胃健康密切相关，不良的作息习惯使脾胃处于亚健康状态，若不及时加之纠正，很可能会引发脾胃疾病。

脾胃亚健康

脾胃处于亚健康状态时常会表现出胃部不适，恶心、呕吐、胸闷、腹胀等症状，到医院检查又没查出具体有什么毛病。这时千万不能掉以轻心，要注意反思自己的生活习惯是否科学，看看自己是否也有以下不良的作息习惯。

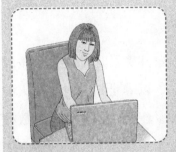

熬夜加班会扰乱脾胃的作息规律，造成脾胃功能紊乱。

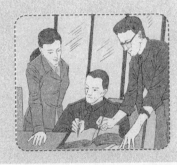

通宵玩游戏者，会耗费心、脑大量的精力和气血。如此，脾胃运化和生血、统血功能大大减弱，则会影响脾胃健康。

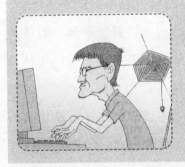

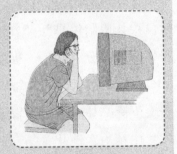

很多上班族平时上班没时间睡懒觉，利用休息日来狠补觉，经常不吃饭，结果觉是睡足了，却把胃伤了。

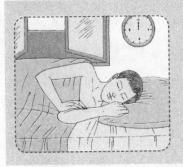

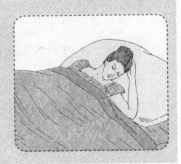

超负荷地运转，已经极度虚弱了，若不改变这种工作习惯，很快就要出现故障了，比如说急、慢性胃炎、胃溃疡、胃穿孔等。

养成健康的作息习惯，起居有节，是调养脾胃的关键。古时候，医学并不发达，可是呢，人们反而很少生病？原因之一就是他们遵循"日出而作，日落而息"的原则来安排每天的作息时间。中医学认为，一天之内，人体的阴阳气血是随着昼夜晨昏阴阳消长变化而进行相消的调节并与之相应的。在白天，人体的阳气运行于外，人体的脏腑组织器官在它的推动下进行各种功能活动，因此，白天是学习和工作的最佳时机。到了晚上，阳气内敛而趋向于里，让机体休息以便恢复精力。通俗来讲，就是人体内的生物钟与自然界的昼夜规律相符，只有按照体内生物钟的规律去作息，才有利于脾胃的调养，身体的健康。

在日常作息习惯中有很多小细节需要大家注意。比如说每天按时睡觉，按时起床，让脾胃有充足的休息时间，以养足精神对付白天的工作挑战。白天工作的时候，上班族要注意工作之余偶尔让大脑放松一下，让你的眼睛暂时离开电脑，休息一下，站起来去上个厕所、倒杯水，休息5分钟就可以了。如果情况允许的话，在电脑前每工作1小时就要让眼睛休息3~5分钟。每天尽量抽出30分钟安排午休，对维护身体健康十分有必要。据雅典一所大学研究数据表明，每天中午休息30分钟或者更长时间，每周至少有3次午休的人，患心脏病而死亡的概率会下降37%。对于脾胃来讲，吃完午饭，休息一会儿，有助于脾胃"集中精力"消化食物，而不用因为你在干别的事而"分神"。对脾胃保养也是很有好处的。

吃完晚饭到睡觉前这段时间可适当地看会儿电视放松一下心情，可以帮助入睡，不过最好不要躺在床上看电视，也不要看情节过于激烈、打斗等的电视剧，以免因为太兴奋，导致失眠，影响睡眠的质量。上床睡觉之前洗个热水澡，也可放松心情，缓解身体疲劳，有助于睡眠。洗完澡休息一下就可以上床准备睡觉了，晚上不能睡得太晚，至少保证每天有8小时的睡眠时间，让身体有足够的时间恢复体力，调整身体功能。

人的双手与人体的五脏六腑有着密切相关，我们可以通过观察手部可判断脾胃的健康状况。

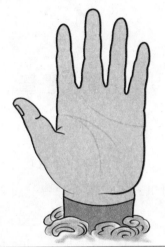

色泽　正常人的手掌颜色呈粉红色或淡粉红色，明润有光泽，中间颜色稍浅于四周。如果手掌颜色明润含蓄，脏腑可能有小毛病，但胃气没有虚损，如果及时加以预防很快就会消失；如果手掌颜色明显晦暗，则表现胃气大伤，脏腑可能有重病，要及时治疗。

手型　手掌厚而有力有肉，红润通透，极富弹性，说明人体脏腑气血充沛、体格强健。手掌板硬坚实，缺少弹性，颜色看起来较暗，说明脾胃气血失和，有消化不良、代谢能力不强的问题；手掌小鱼际肉少，可能患有慢性结肠炎；小鱼际及小指边缘肌肉下陷则表明有腹泻、腹痛症状。

温凉　正常的手温应略高于脸部和皮肤温度。若长年双手冰凉，表明脾胃消化吸收能力不强，有消化不良、疲劳乏力和贫血症状出现；若手心湿润是心脾两虚的表现，这种人容易出现精神疲倦、身体疲乏现象；一人手热一只手凉，手心凉手指热或者相反，说明脾胃功能阴阳失和。

半月痕　指甲上的半月痕也叫健康圈，正常情况下，双手以8~10个有半月痕为好，半月痕的面积宜占指甲的1/5，颜色越白越好。面积过小表明脾胃消化能力差，没有半月痕的人表明气血极其虚弱，要赶快补；颜色呈灰色，则说明脾胃消化功能弱，还有贫血、疲劳乏力症状。

饮食有度，定时定量，细嚼慢咽

三餐有节，定时定量益健康

饮食习惯的好坏，直接影响着脾胃功能的消化及营养的吸收。饮食时间没有规律，过饥或者过饱对脾胃健康都不利。《吕氏春秋·季春纪》说："食能以时，身必无灾，凡食之道，无饥无饱，是之谓五脏之葆。"意思就是说人进食应该遵循规律，做到定量与定时。每天进食要有固定的时间，这样有助于消化吸收有条不紊地进行，脾胃的功能活动才能张弛有度。如果时间没有规律，脾胃就会失调，而导致消化不良，食欲缺乏等。饮食有节，是指每日的饮食要有规律和有节制。《养亲奉老书》就曾指出："若生冷无节，饥饱失宜，调停无度，动成疾患。"意思是说，如果饮食不注意节制生冷食物、过饥过饱或五味调和无度，便会引发疾病。现代医学的研究也证实，诸多疾病如高血压、高脂血症、糖尿病、肥胖症和心脑血管疾病都与饮食习惯和结构不合理有关，所以被称为"食源性疾病"。

人体营养素来自饮食，饮食过程中不注意定时定量可损伤胃肠。有很多年轻人特别是小孩，长时间专注于一件事或者一时玩高兴了，饭也忘记吃了。等到饿得不行的时候，再狼吞虎咽，暴食一顿。有些人吃饭喜欢端着饭碗跑到电视机跟前坐着，目不转睛地盯着屏幕，嘴巴做着机械式的咀嚼，筷子往嘴里塞着食物。偶尔这样可能胃肠能受得住，可长此以往，就会引起肠胃消化道疾病。还有很多人偏食肉和蔬菜，喜欢吃肉就天天吃，顿顿吃；不喜欢吃蔬菜，连筷子也不伸一下。正在上小学

脾胃的工作是消化和吸收食物营养，而我们怎么吃，吃什么与脾胃的健康息息相关，因此，养成良好的饮食习惯，对于调养脾胃意义重大，对于老年人来说尤其如此。

吃饭不要看电视

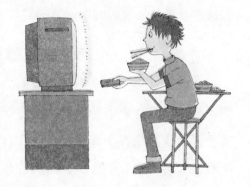

　　人在吃饭的时候看电视，精力往往都放在电视节目上，影响食物的消化与营养的吸收。吃饭时看电视，大脑和脾胃同时需要大量的血液供应，结果都得不到充分的血液，最后，饭没吃好，电视也没看尽兴，时间久了会影响脾胃功能。

脾胃健康之自我面诊

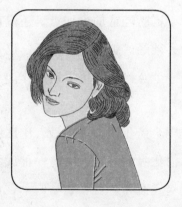

脾胃健康之自我面诊

　　脸是脾胃健康的一面"反光镜"，透过它，可以了解脾胃健康状况。我们可以通过观察面色、眼睑、鼻和口唇来判断脾胃状态。

面色　正常的脸色微黄、红润富有光泽，若脸色偏黄或者暗黄，面色发黑或者发青，都表明脾胃功下降或者出现病变。

眼睑　上眼皮下垂表明脾胃虚弱，有脱肛和子宫下垂的危险。

鼻子　鼻头发红、肿大，有酒糟鼻者表明脾热，可伴有头晕、脸颊痛、心烦症状出现；鼻头发黄或发白是脾虚的表现，症状表现为：多汗、畏寒、四肢倦怠、不思饮食等；鼻翼发红是胃火大的表现，易饿，有口臭。有红血丝者可能患有胃炎；鼻翼灰白是胃寒的表现，症状表现为手脚冰凉、受寒易腹泻；鼻翼处青瘰，表明有胃病史，久治不好，易引发萎缩性胃炎，不重视，还有发展成胃癌的危险。鼻翼薄且沟深表明患有萎缩性胃炎。

的浩浩是个"荤食主义者"，他从3岁起就不吃蔬菜，几年下来浩浩明显比同龄人矮，体验下来各项指标都与同龄人有差距。身体也经常出状况，脸色不好，老感冒，经常便秘，易患呼吸道疾病。浩浩的父母后悔没及时纠正他偏食的坏习惯。

正如《管子》所说："饮食节……则身利而寿命益，饮食不节……则形累而寿命短。"定时定量的进食、不偏食、不暴饮暴食，养成良好的饮食习惯，为脾胃健康保驾护航！

吃喝忌急，细嚼慢咽享健康

咀嚼是食物消化链中很重要的一个环节。食物首先要通过咬碎、研磨、与唾液混合再下行至胃里进行下一阶段的加工。如果食物没有经过咀嚼过程就直接吞咽，对胃肠道而言就像是突然闯入的不速之客。胃只能被动地接受大块的食物，然后拼命地挤呀、揉呀，使劲把那些大块的食物弄得小了一点儿，然后赶快推给肠道。面对超量的工作任务，肠道同样如法炮制。结果大家只顾手忙脚乱地忙活碾碎食物，不知不觉中把该榨取的营养放跑了。由于胃肠经常加班加点，还没有报酬，时间长了易患各种疾病。可见食物必须经过细细咀嚼才行，这样可以大大减轻肠胃的负担，胃、肠可以在一个宽松的环境里边工作边享受，有助于提高食物消化和营养吸收的效率。

人在咀嚼食物的过程中会产生大量的唾液。中医学认为，唾液为脾胃所生，它有助于食物的消化吸收。唾液中有一种成分能使味觉变得敏感，食物在它的作用下越嚼越有味。若食物嚼两下就往下咽的话，食物的本相还没被揭开，就已经入肚，如何能体会得到美食的个中滋味呢？

吃饭最忌讳的就是急急忙忙，囫囵吞枣。营养专家认为，吃喝太快，大脑中枢神经难以控制，往往在进食过量后才发出停食的信号。过量的食物产生大量能源，便转化为脂肪，肥胖就产生了。所以，吃饭要细嚼慢咽，在出现轻度饱胀感时最好停止进食。据说，美国的一所减肥中心要求肥胖者看着钟表吃饭，数咀嚼次数，他们要使每顿饭的咀嚼次

饮食太快不仅有被食物噎着的危险，同时对脾胃健康造成很大的损伤，不利于营养吸收。特别是老年人，吃饭更要注意细嚼慢咽。

吃喝过急会加重肠胃负担

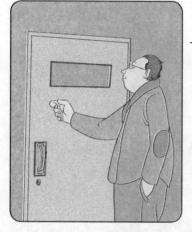

未经充分咀嚼的食物就像突然闯入的不速之客，让胃措手不及。

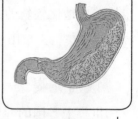

胃费了九牛二虎之力才将这些大块的食物碾得细小些。

食物没有完全嚼碎就被送进胃肠里，胃肠消化这食物需要更多的时间和精力，长期超负荷运转，很容易引发各种肠胃疾病。所以吃饭时注意细嚼慢咽就是对胃肠最好的保护。

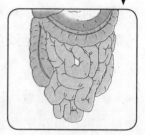

未完全碾碎的食物被推到了肠胃道里，肠像胃一样，正在努力地工作着。

脾胃健康之自我舌诊

1.舌头边缘有齿印，表明脾胃不和，体内缺乏营养，特别是蛋白质，而出现水肿。

2.舌头萎缩，伸缩、转动无力表明心脾两虚，脏腑有危重难治之症。

3.舌体颜色红少白多表明气血两虚；舌苔黄表明胃炽热。

4.舌苔白表示脾阳虚虚衰，风寒入体。

5.舌苔灰黑表明脾阳虚弱，痰湿内滞、温热内蕴；舌苔溃烂如豆腐渣，表明胃热痰浊上逆，积食不化。

6.舌无苔光滑洁净表明胃阴干润，气血两虚。

数都比未进行慢食减肥之前有明显增加，这样有助于减肥。

一般老年人的脾胃功能都不太好，咀嚼及吞咽能力都比较差，往往一餐吃不了多少东西，吃顿饭得花很长时间。为了让老年人每天都能摄取足够的热量及营养，营养师建议，老年人应尽量少食多餐；主食以稀饭或汤面为主，每次可以加入1～2种蔬菜一起煮，以增加蔬菜的摄入量；适当减少肉类的摄取量，多吃豆类及豆制品，如豆腐，豆浆等；尽量挑选质地比较软的蔬菜，像是西红柿、丝瓜、冬瓜、南瓜等；适当多吃一些水果，水果中含有的膳食纤维可以促进消化，润肠通便。

饭前先喝汤，胜过良药方

世界上各国的养生专家们普遍认为，汤是"最便宜的，并被经验证明是有效的健康保险"，从而研究推出了各式养生汤，像日本人认为有医疗作用的海藻汤；朝鲜人相信能延年益寿的蛇汤；苏格兰人认为能治疗感冒的洋葱汤；美国人相信能治病的鸡汤等。而我国民间早就把药膳汤羹作为日常保健和治疗疾病的药食，并且还有"饭前先喝汤，胜过良药方"的说法。

"饭前先喝汤，胜过良药方"，这句话是符合科学道理的。我们都知道，运动员在比赛之前，要做一些热身运动。吃饭之前先饮少量汤，就像运动前做预备活动一样，可充分调动各消化器官的积极性，促使消化腺分泌足量消化液，为进食做好准备。食物从口腔、咽喉、食管到胃再到肠，有漫长的路要走。饭前先喝几口汤，就好像给这段消化道加了点儿"润滑剂"一样，食物能顺利下咽，有助于防止干硬食物刺激消化道黏膜。

如果饭前没喝汤，在吃饭时也可适当补充一些也是有益的。这样做有助于食物的稀释和搅拌，有益于胃肠对食物的消化和吸收。如果饭前不喝汤，吃饭时也滴水未进，为了完成工作任务，胃不得不分泌大量胃液，而导致体液丧失过多，人就容易出现口干、口渴的情况，这时大量喝水，反而会冲淡胃液，不利于食物的消化和吸收。

饭前喝汤益脾胃

饭前和饭时喝点儿汤有益于胃肠健康，不过一定要注意喝汤的时间、喝汤的量，还要注意根据不同的情况选择不同的汤类。

如何喝汤有益健康

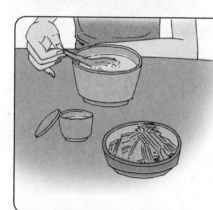

喝汤时间

俗话说"饭前先喝汤，胜过良药方"，所以饭前喝汤最好。进汤时间以在饭前20分钟左右为好，吃饭时也可缓慢少量进汤。

喝汤量

喝汤有益健康，但也不是多多益善。通常情况下，早晨可适当多喝些，因为经过一夜睡眠，人体损失水分较多，适当多喝点儿，有益于补充水分；中餐前喝汤不宜太多，半碗为宜；晚上则应少喝，以免尿频影响睡眠。

开胃健脾汤

小豆冬瓜生鱼汤

食材：赤小豆100克，冬瓜500克，生鱼1条，川草薢50克，陈皮1块，葱5段。

制法：①将鱼收拾干净。②小豆、陈皮用水浸透后洗净；冬瓜洗净，留皮、瓜瓤和瓜仁切厚片；川草薢洗净备用；葱条洗净切断。③用姜油起锅，下生鱼，煎至微黄色。加水适量大火烧开，下入其他食材，用中火煲2小时入葱段，盐调味，即可食用。

功效：健脾益肺、利水去湿、理气消肿。

苹果雪梨汤

食材：苹果、梨各2个，瘦肉500克，蜜枣4粒，南北杏各10粒。

做法：①瘦肉洗净，焯去血水。②苹果及梨洗净去核切片；蜜枣及南北杏洗净备用。③将所有材料放入砂锅，加入3~4碗水，大火烧开转小火慢煲2小时即可。

功效：开胃健脾、清热祛火。

健康小贴士

不同情况喝不同的汤

①夏天宜喝绿豆汤，冬天宜喝羊肉汤。②体胖者适宜喝蔬菜汤，有利减肥。瘦弱者宜喝高蛋白、高糖的汤，可增强体质。③孕产妇、哺乳女性以及老年人、小孩宜喝骨头汤以补充身体所需的钙。④月经前适合喝性温和的汤，不能喝大补的汤，以免经血过多。5.感冒不适合喝有补益类汤，油腻的汤容易加重感冒症状。

营养学家发现，那些常喝各种汤、豆浆和牛奶的人，消化道的健康状况都很好，所以建议我们一定要养成饭前或吃饭时不断进点儿汤水的习惯，这样能有效减少食管炎、胃炎，肠炎等疾病的发生。

虽说饭前喝汤有益健康，但也不是说喝得越多越好，喝多少要因人而异，与进餐的时间也有关系。比如说早餐前可以适当多喝一些，因为人体经一夜睡眠后，水分损失会比较多；中餐和晚餐前以半碗汤为宜。喝汤应在吃饭前20分钟为宜，喝汤的量以胃部舒适为度。吃饭的过程中陆续少喝几次汤，对肠胃消化也很有好处。

勿吃生冷，莫贪一时口欢

夏天，由于天气越来越热，年轻人大都热衷于吃冰凉的东西，比如说喝冰啤、吃冰粥，有的人觉得这还不够爽，甚至将蔬菜、水果、海鲜等也扔到冰块里给"冰一冰、凉一凉"，然后再吃，享受着瞬间透心凉的惬意。可是这种透心凉的快感，并非每个人都能承受得住的，也许就因为你逞一时口快，给自己的身体健康造成不良的后果。脾胃健康的人，在天气热的时候适当吃点儿凉的未尝不可，要根据身体状况量力而行。但是脾胃虚寒的人群应尽量少吃冰镇食物，即使炎炎酷暑也不可随意进食生冷食品。别为了贪一时口欢而误了健康。

现代人脾胃不好的占相当大比例，其中生冷的食物吃得太多就是原因之一。中医学认为："生冷之物多伤脾胃。"《金匮翼·胀满诸论》："脾胀，湿气归脾，壅塞不行，其脉濡，其体重，其便不利，大便溏而不畅……脾土受湿，不能制水，水渍于肠胃而溢于皮肤，辘辘有声，怔忡喘息，即为水胀是也。"人的脾胃被生冷食物伤害之后，极易出现脾虚或胃寒的症状，脾虚胃寒之人多表现为：呕吐清涎、喜热饮、消化不良，胃痛、腹泻、全身乏力、肌肉酸痛、慵懒嗜睡、大便溏、唇白等。

贪吃生冷食物的人大多为肾虚内热体质。体内有热，凉的东西又吃得太多，结果导致体内寒热交加。这时候对阴虚内热者采取温脾暖胃的方法不但不能减轻病情，反而会火上浇油；滋肾降火对脾胃虚寒者则如

食物生冷不光指食物温度上的"凉"，还包括食物本性上的"凉"。脾胃不好的人不仅不能食用太凉的食物如，冰啤、冰棍等，还要避免寒性食物摄入过多，以免加重脾胃不适。

生冷食物要少吃

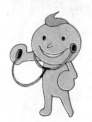

生冷的食物有很多，肉、鱼、水果和茶饮料就有很多是属于寒性的食物，食用的时候要加以注意，千万不能食用过量，以免伤到脾胃。

常见的寒性食物有哪些

田螺、泥螺、海螺、蚬、蛏子、蜗牛、獭肉、鸭血等都属寒性，应该尽量少吃，更不要长时间食用这些寒性肉类食物。　　**肉类**

鳗鱼、黑鱼、甲鱼、黄鳝等。体质就偏寒的人群更不要多吃，以免加重湿气。　　**鱼类**

柿子、西瓜、柚子、阳桃、香蕉、哈密瓜、桑葚、金丝瓜等不能过量食用，以免造成脾胃虚寒而引起腹痛腹泻。　　**水果**

人参叶茶、凌霄花茶、番泻叶茶、金莲花茶、木蝴蝶茶都属于寒性，不能过量饮用。　　**茶**

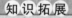 知识拓展

夏季哪些人不能吃西瓜

1.肾功能不好的人。肾功能不好的人体内水液代谢能力差，所以常会出现下肢及全身水肿。这类病人若吃太多西瓜，不仅会使水肿加重，而且会引起血容量增多而诱发急性心力衰竭。

2.糖尿病病人。西瓜中含有葡萄糖、蔗糖和部分果糖，糖尿病病人在短时间内吃太多西瓜，不仅血糖会上升，病情重的人还可能会出现代谢紊乱而引起酸中毒，所以要少吃，病情重的尽量不要吃。

3.口腔溃疡病人。中医学认为口腔溃疡是由阴虚内热、虚火上扰所致。西瓜可利尿，有口腔溃疡的人过多的吃西瓜，会加速溃疡处水分排出，从而加重阴虚和内热，使伤口难以愈合。

4.感冒初期。西瓜有清内热的功效，如果在感冒初期吃西瓜，会加重病情或者使病程延长。

5.产妇。中医学认为西瓜性寒，吃多了会损伤脾胃，而产妇的体质比较虚弱，应少吃或不吃为宜。

雪上加霜。那么从饮食的角度来调理应远离生冷食物，多吃一些健脾养胃的食物，如山药、地瓜、马铃薯、花生等。寒性胃痛者还应忌食性寒的食物，像绿豆、柿饼、生番茄、竹笋、豆腐、马兰头、生黄瓜、生地瓜、生莴苣、生萝卜、生藕、金银花、菊花、薄荷、鸭蛋、蛤蜊等，这些性凉生冷的食品会使脾胃虚寒疼痛加剧。

有一款养生茶特别适合脾胃虚弱的人，那就是楂脾茶。它里面含有的人参、白术、茯苓、甘草、生姜、砂仁等都是温和益补的养胃中药，一般脾胃不适的人都可以喝，它对缓解和治疗胃胀、胃痛、嗳气、脾胃虚寒等效果都挺好。

因时而动，四季养生法不同

《黄帝内经》认为，一年四季有春温、夏热、秋凉、冬寒的特点，生物体也相应具有春生、夏长，秋收、冬藏的变化。人的起居和日常生活应按照春、夏、秋、冬四季变化的规律进行适当的调整。人体在四季气候条件下生活，也应顺应自然界的变化而适当调节自己的起居规律。也就是说，四季的作息时间应有所不同，"春夏养阳"宜晚睡早起，而"秋冬养阴"则应"早卧早起"或"早卧晚起"。调理脾胃除了遵循这些最基本的日常起居习惯外，也应该顺应四季不同的气候条件，应时而变因地制宜，采取相应的调养办法。

春季是万物生发的季节，也是脾胃疾病发生和旧疾复发的高峰期，在这个时候多注重脾胃的保养，可为全年的健康打下坚实的基础。

一年之计在于春

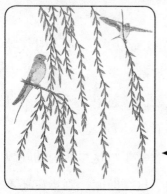

春天是万物复苏，崭露生机的时候，也是大自然中阳气开始升发的季节。同样也是百病萌生、旧疾发作的季节。

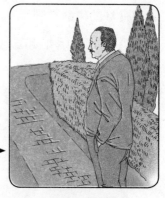

"一年之计在于春"，春天调养脾胃必须遵循其生发的特点，养成健康的生活习惯，将疾病扼杀在萌芽状态。

人们应该晚睡早起，穿宽松的衣服，不要束缚身体，让身体和春天一起生发。

经络保健预防春季老胃病复发

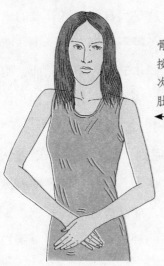

1.两手于上腹部相叠，以胸骨柄剑突下为中心，以顺时针方向按摩50次，然后逆时针方向再按50次。或以同样的方法在神阙穴（即肚脐）周围按摩50次。

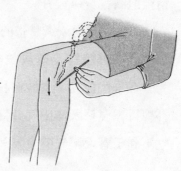

2.艾灸足三里穴（膝盖骨外侧下3寸，胫骨外侧上凹陷处）。

春养脾胃别大意

春季是四季的开端，俗话说"一年之计在于春"，春季多注重脾胃的调养可为全年的健康打下良好的基础，所以丝毫不能马虎。同时，春季也是百病萌发，旧疾复发的高峰期，肝气不达，气机不畅都有可能引发脾胃不适，像胃痛、胃炎等老毛病也可能在这个季节反复发作。要将这些病痛扼杀在萌芽状态，就必须从自身做起，遵循春季的气候特点，养成良好的生活习惯。

春季宜晚睡早起。《黄帝内经》认为，春天是万物复苏，阳气勃发的季节，人应该晚睡早起，早上起床后，宜披散头发，穿着宽松的衣服，在庭院中缓慢地散步，让自己处在自然放松的状态中，呼吸一下自然的新鲜空气，这样人体的阳气可与自然界的阳气一同升起。

古人一般都睡得挺早，天刚黑就开始准备睡觉了，这里所说的晚睡是相对而言的，指在晚上10点之前。如果超过了这个时间，到半夜还不睡，或者通宵熬夜，就会引起阴阳失调，脏器受损，各脏腑的功能就不能在睡觉的这段时间内及时得到修复。缺乏足够的休息，人体阳气，包括脾胃的阳气就不能正常生发，再加上春季肝旺克脾，脾胃的消化功能很容易出现问题。

古代有"闻鸡起舞"的故事，古人所说的早起，就是公鸡打鸣的时候。因为春季天亮得越来越早，花开鸟鸣，这是大自然阳气升发的表现。在春季，每天早点起床，出去散散步，呼吸一下新鲜空气，将积滞在肺里的浊气排出，使体内的清阳之气与自然同步升发。阳气充沛，则精神饱满，胃口大开。"一天之计在于晨"，早晨有一个好的精神和体力状态，这就为一天紧张的工作生活打下了坚实的基础。

春季养脾胃要遵从"多甘少酸"的饮食原则。唐代名医孙思邈认为，春季饮食应"少酸增甘，以养脾气"。他认为，味甘甜的食物有滋补脾胃，温补人体阳气并促进阳气生发的作用；而"酸味"性收敛，多吃不利于春天阳气的生发和肝气的疏泄。春季的补脾首选非大枣莫属。

夏季是调养脾胃的最佳季节，但也是脾胃易受湿邪困扰的时候，这时候调养脾胃除了从饮食和起居习惯上多加注意外，还要注意适当发发汗。

长夏要养脾护胃

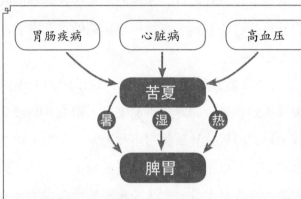

胃肠疾病　心脏病　高血压

苦夏

暑　湿　热

脾胃

夏季由于天气炎热，容易出现食欲缺乏的现象，如果不注意饮食会增加胃肠疾病、心脏病和高血压等疾病的发生概率。

长夏天气又湿又热，脾胃最易受暑、湿、热的侵袭而出现脾胃的消化功能下降，进而出现食欲缺乏、头晕、头痛、恶心等不适症状，这些都是脾为湿困的表现。所以，长夏是健脾、养脾、护脾的重要时期。

长夏要当心空调病

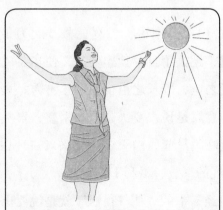

夏季是万物繁盛的季节，这时人们应该晚睡早起，保持心情愉快，使体内的阳气向外发散。

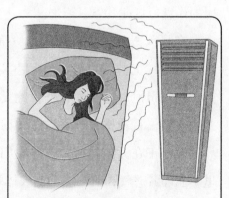

夏天要注意汗液的排泄，不能长时间待在空调房里"享受"凉爽，空调房要注意经常开窗通风，以免空调的"肃杀"之气损伤脾胃。

据本草记载，大枣具有健脾润肺、补五脏、疗虚损的作用，如果再与有滋补强身的功效的黑木耳一起食用，其补益、滋养、活血、养容的功效更强。春季经常食用大枣能使面色红润、青春焕发，特别适于女性。

夏养脾胃正当时

夏天天气炎热，很多人都会不同程度地出现食欲缺乏的情况，想吃就吃点，不想吃就算了，有些人还想趁此机会来减肥。其实这是不可取的，因为盛夏季节正是胃肠疾病、心脏病、高血压等疾病的高发季节，如果饮食不当，很容易诱发这些疾病。

长夏的气候特征就是又热又温，特别是进入伏天这段时间，中医称之为"苦夏"。由于天气火热，暑气肆虐，再加上进入雨季，时常下暴雨，暑、湿、热三气合力攻击脾胃，导致脾胃运化失常，食物消化不良，代谢的废物无法运送出去，所以出现了食欲缺乏的现象。另外，天气太热，人体的汗液增多带走了大量水分，人体缺水而导致血液浓度上升，血液中堆积的废物增加，身体和其他器官得不到充足的养分供应，而出现各种不良反应，比如说食欲缺乏、腹胀、便秘、腹泻、倦怠无力、心悸、失眠等。

长夏是健脾、养脾和护脾的重要时期。此时养脾护胃应注意养成健康的作息习规律和饮食习惯。

在夏天人们应晚睡早起。《黄帝内经》中讲："夏三月，此为蕃秀。天地气交，万物华实，夜卧早起，无厌于日，使志勿怒，使华英成秀，使气得泄，若所爱在外，此夏气之应，养长之道也。""蕃秀"是万物繁盛，百花盛开之意。这句话的意思是说，夏天是万物繁盛，自然界的阳气正在大量释放。这时我们应晚睡早起，白天要高高兴兴的，心里不能郁藏怒气，否则会抑制人体阳气的释放，不利于养生。

夏季要注意适当排汗。《黄帝内经》中的"使气得泄"就是说要出汗，出汗是人体应对气温变化的一种自然生理反应，该出汗时就得出汗，否则可能会影响健康。因为夏三月就是开泄、出汗的时候，此时如果背道而行，天天待在空调房里"享受"凉爽，实际上就好像提前把秋天搬到了夏天，感受到的不是凉爽而是秋天的"肃杀"之气，这就是为什么越来越多的人患有"空调病"的原因所在了。夏季养生一定要把握好空调的使用，空调的温度不能调得太低，也不宜整天开着空调，有空调的房间要注意常开窗通风，避免空调所产生的"杀气"伤身。

夏季饮食应以清热祛湿、健脾为主。多吃一些具有健脾补气、温暖肠胃作用的食物，如籼米、羊肉、鸡肉、牛肚、猪肚、鲢鱼、草鱼、荔枝、辣椒、韭菜、茴香、芥菜、肉桂、干姜、生姜、花椒、胡椒、小茴香、白蔻等。

秋养脾胃有宜忌

秋季相对于夏季来说，是一个气候宜人，秋高气爽的季节，但它同时也是一个"风高物燥"的季节。当人们感受着它带来的习习凉风的同时，往往会在不同程度上感到口、鼻、皮肤等部位有干燥感。这是因为进入秋天后，气候由热转凉，空气中水分减少引起的，这就是通常所说的"秋燥"。

秋燥主要表现为口渴咽干、声哑干咳、皮肤干燥等，严重者还会出现口干舌燥、小便短少、大便干结、鼻塞、咳嗽等一系列症状。"一场秋雨一阵寒"，中秋过后，昼夜气温变化大，这样的气候条件下容易发生伤风、感冒、流鼻涕等，这些都称为"秋燥"症。所以秋季养脾胃的关键在于润燥。

在炎热的夏天，人体耗损大，加上进食也较少，等立秋过后，人们便习惯地想到补养。秋季调补一下身体确实很有必要。秋季补脾胃应遵循少辛增酸、甘淡滋润的原则。

少辛，就是要少吃一些辛味的食物。这是因为肺属金，通气于秋，肺气在秋天最旺盛。少吃一些辛味食物可防止肺气过盛。中医学认为，金克木，而肝属木，所以肺气太盛会损伤肝的功能，故在秋天要"增酸"，增强肝抵御过盛肺气侵入的能力。少吃一些像葱、姜、韭、蒜、

秋天是一个收获的季节，但同时也是风高物燥的季节，此时养护脾胃要注意"润燥"，饮食上也要遵循少辛多甘酸的原则。

秋季饮食宜少辛多甘酸

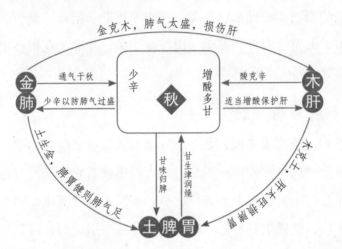

立秋后，昼夜气温变化加大，忽冷忽热的气候特点容易刺激脾胃而引发各种不适。粥是健脾利胃最好的食物，可以帮助脾胃滋阴，以平衡健旺的阳气。

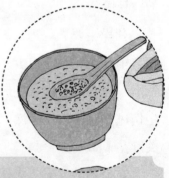

立秋养胃润燥宜多喝粥

薏苡仁莲子百合粥

食材：薏苡仁、莲子、百合、粳米各30克，红糖适量。

做法：将薏苡仁、莲子、百合洗净，先煮烂，再与粳米同煮粥，粥熟后再加入适量红糖（或蜂蜜）调味食用。

功效：有健脾祛湿、润肺止泻、健肤美容，特别适合女性食用。

党参猪脾粥

食材：猪脾1副，党参20克，粳米50克，陈皮、姜、葱、食盐各适量。

做法：将党参、粳米放入锅内，加清水适量，大火煮开后下陈皮煮粥，待粥快熟时下猪脾、姜、葱煮熟，加适量食盐调味即可食用，每日分2次空腹食用。

功效：补益中气、健脾开胃。

椒等辛味之品，多吃一些酸味的水果和蔬菜。

《素问·至真要大论》中说"甘先归脾"。脾胃五行属土，肺肠属金，而土生金。甘味养脾，脾旺则肺气足。甘味食物又有生津的功效。《遵生八笺》指出："秋气燥，易食麻以润其燥。"意思是说在干燥的秋季，应当多进食些如蜂蜜、芝麻、杏仁等性滋润味甘淡的食品，既能补脾胃又润肺通肠，对秋燥引起的干咳、咽干口燥、肠燥便秘等症状有很好的改善和治疗作用。秋季可多吃些具有润肺润燥的新鲜瓜果蔬菜，像梨、柿子、柑橘、香蕉、莲藕、胡萝卜、冬瓜、银耳、海带、紫菜等。

进入秋天，自然界旺盛的阳气由盛转弱，阴气慢慢增强。我们要早睡早起。早睡可以增加夜里的睡眠时间；早起运动利于阳气的吸收，同时舒展了肺气，这对于秋天养生非常重要。

进入秋天后，很多人看到花木凋零，秋风萧萧，不免产生悲秋情怀而心生惆怅之感，中医学认为这种不良的情绪和心态容易引起胃炎、消化性胃溃疡等疾病，所以防治脾胃病，要保持乐观的态度和健康的心理，以免焦虑、忧伤和烦躁等情绪危害脾胃健康。

冬养脾胃藏有方

《黄帝内经》认为冬天是阳气闭藏的季节，此时的闭藏，是为了来年春天的生发，夏天的繁荣和秋天的收藏打基础的。冬季养生也要顺应季节的特点，以"闭藏"为总规则，"韬光养晦"，为来年积蓄更多的能量。脾胃虚弱的人在冬季养生需要注意以下几个方面。

冬季对应的脏腑为肾，肾是人体的先天之本，生命之根。脾为后天之本。脾胃的功能发挥有赖于先天精气的支持。所以养好的肾，有助于脾胃健康。肾藏精，精宜藏而不宜泄，精泄多便伤阳气。反过来，人们在冬天伤了阳气就是伤了肾。如果冬天精气没有藏好，到了春天就会腿脚无力，抽筋、手脚冰凉、半身不遂等。肾主水，冬天肾水没有藏住，春天就会出现痿症、肝病、筋脉松弛等。总之，春天的病就从冬季中来。如果冬天没有养好，春发的力量就不够了。

汗液属于"津液"，津液源于水谷精气，而水谷精气则由脾胃腐熟运化而生成。大量出汗，会影响津液的布输，从而损伤脾胃。所以冬天不宜做太剧烈的运动，大量出汗，毛孔开张，阳气就会随汗液外泄。冬季以"封藏"为本，是需要我们来保存实力，如果阳气外泄，容易出现疲乏、感冒、头晕、手足冰凉的症状。在冬天一定要懂得收敛，不要因寒冷而多蒸桑拿，无论湿蒸还是干蒸，都会造成汗水大量流失，同样不利养生。每周洗澡1~2次就可以了。

冬天昼短夜长，人们应顺应季节的需要，早点儿睡觉，适当增加睡眠时间。不要晚睡，最晚也要在晚上11点之前就要上床休息，因为这时候熬夜需要耗费更多的精气，所以平常伤害更大。由于冬天天冷，有些人喜欢紧闭门窗或蒙头大睡，这是很不好的睡眠习惯。白天要开启门窗，保持空气对流，晚上应开小气窗通风。晚上睡觉要盖暖和一些的被子，以免腹部着凉。

俗话说"冬吃萝卜夏吃姜，不劳医生开药方"。冬季多吃萝卜可预防疾病。因为萝卜具有下气消食、除痰润肺、解毒生津、和中止咳、利大小便等功效。冬季养生宜多食热粥。在我国民间冬至有吃"腊八粥"的习惯，平时也可以吃，它有增加热量和营养的功效。此外，有消食化痰的萝卜粥、养阴固精的胡桃粥、健脾养胃的茯苓粥、益气养阴的大枣粥、养心除烦的小麦粥、益精养阴的芝麻粥等，也是不错的选择。

冬天是万物闭藏的季节，冬季养脾胃也要遵循冬季的气候特征，以"闭藏"为主，养精蓄锐，为来年的健康积蓄更多的能量。

冬季养生要遵循"闭藏"原则

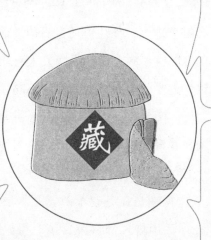

注意保暖

　　冬天天气寒冷，要注意保暖。

注意饮食

　　冬季，胃肠消化功能会减低，所以在饮食上不宜大量食用高热量食物，以免增加胃肠负担。

注意起居

　　冬季人们应该早睡晚起，早睡以养人体的阳气保持身体温热，晚起以养阴气。

注意养神

　　安定的情绪有利于脏腑的保养，而焦虑、恐惧、紧张和忧伤等消极情绪会刺激脾胃。

走出冬天进补误区

误区一：越贵越好

　　补品不是越贵越好，而是要看自身缺什么就补什么，关键是看自身哪项功能较差，再根据体质选择相应补品。

误区二：多多益善

　　过量进补会加重脾胃和肝负担，还会产生一些副作用，如过量服用参茸可引起腹胀、不思饮食等症状。

误区三：虚实不分

　　根据自身的体质选择补品。中医学认为虚者进补，不是虚症病人不宜进补，要辨证施补，进补前最好先咨询专业医生。

误区四：以药代食

　　药补不如食补，许多食物也有很强的滋补功效。像胡萝卜、山药、胡桃、黑芝麻、花生、大枣等都是进补的佳品。

误区五：进补单一

　　进补不能专服某一种补品，尤其是老年人，以免造成体内的营养失衡。不同的脏器要吃不同的进补食物，不同的季节，对保健药物和食物也有不同的需求。

误区六：凡补必肉

　　由于油腻的食物不易消化和吸收，而且肉类消化过程中产生过多的脂肪和糖类往往容易诱发心脑血管等疾病。所以，秋冬季在适当食用牛肉、羊肉进补的同时，不能忽视蔬菜和水果的摄入。

南北有差异，脾胃也有地方特色

判断一个人来自哪个地区，往往可通过听他说话的口音，就可知道。不同地区的人，饮食习惯也不同，比如说南方人喜欢吃米饭，北方人好吃面食。其实调理脾胃，也要分地域。地理位置不同，健脾养胃的方法也不同。我国地大物博，气候南北差异大。中医向来讲究辨证论治，具体情况具体分析。所以在调脾养胃的过程当中，若结合当地的特色，采取一些适合"地方特色"的养生方法，效果将事半功倍。

北方多寒冷天气，特别是在冬春季节，寒气最易侵入人体。脾胃虚弱的人感受寒气，往往会出现胃部喜温喜按、得温痛减、喜饮热水等症状。在饮食上要多食温脾暖胃的食物，像狗肉、羊肉、大枣、桂圆等，这些食物有助阳气、温脾胃、养气血的功效，很适合脾胃虚寒者食用。北方人特别爱喝汤，这也跟寒冷的天气有关，特别是东北人，爱吃炖菜，一家人围坐在一起，吃着热气腾腾的菜，喝口热汤，身体里的寒气立马烟消云散了。所以北方人养脾胃，喝汤是很好的，既可以御寒，又可滋补。

南方地区气候比较潮湿，而脾最怕的就是湿了。湿热之气进入人体，困住了脾，脾胃就会消极怠工。就像人生病，不舒服，无法集中精力工作一样，脾胃腐熟运化的功能出现问题，就会出现各种脾胃不适，如胃胀、胃痛、食欲缺乏、消化不良、身体乏力、嗜睡犯困等症状。所以，南方地区的人调养脾胃要以祛湿为主。在饮食上，可以适当多吃一些平性食物，像山药、木耳、黄豆、鸡肉、苹果和石榴等，这些食物有

由于北方和南方在地域和气候上存在着很大的差异，健脾养胃的方式和重点也不同。

北方人和南方人养脾健胃有哪些不同				
	气候特点	脾胃虚弱表现症状	调养原则	滋养食物
北方	天寒地冻寒风凛冽	喜温喜按、得温痛减、喜喝热水	温脾暖胃为主	宜食用热性食物，如羊肉、狗肉、桂圆、大枣等
南方	细雨绵绵气候潮湿	不思饮食、消化不良、胃痛、胃胀、肢体乏力、嗜睡	健脾祛湿为主	宜食用平性食物，如鸡肉、山药、木耳、黄豆、苹果和石榴等

祛湿健脾的功效，还有助于促进胃肠蠕动，脾胃功能增加了，体内的湿邪之气才能尽快被"赶出"体外，不适之症很快就会消失。中医学认为，甜食、油腻的食物会助湿生热，加重湿盛，所以南方地区的人尽量少吃一些甜食。而薏苡仁有很强的健脾利湿的功效，经常吃，对体内湿盛者很有好处。

抵制消极情绪，自己的疾病自己医

　　消极情绪就像一把无形的利刃，时刻威胁着我们的身心健康。《黄帝内经》认为，人有喜、怒、思、忧、恐五种情绪，这五种情绪又分别

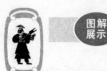

图解养脾胃速查手册

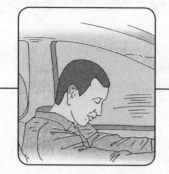

开车族

　　开车族由于平时缺少运动，精神长期处于紧张状态中，易出现各种脾胃疾病。

应对方法

　　驾车族每天要尽量抽出半个小时来运动，像跑步、快走、爬山等有氧运动。

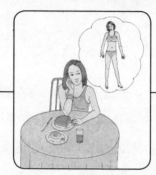

瘦身族

　　盲目减肥会导致胃肠功能紊乱从而严重损害身体健康。

应对方法

　　想瘦身，可多食用水果和蔬菜。

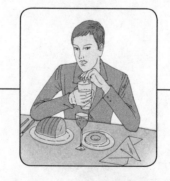

空腹族

　　长期不吃早餐，不仅会引发胃肠疾病，还会使胆汁中的胆固醇沉积，形成胆结石。

应对方法

　　空腹族要树立吃早餐的观念。

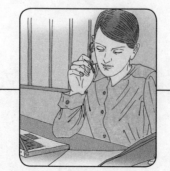

加班族

　　白领们经常需要加班，强大的工作压力和长期饥饿会导致胃酸分泌过多而引发胃溃疡。

应对方法

　　加班族可在办公室备些小零食，如饼干等，尽量不要让胃长时间处于空置的状态。

对应心、肝、脾、肺、肾五脏。当人的情绪发生变化时，往往伴随着生理变化。比如说，人在恐怖时会表现为：脸色发白、瞳孔变大、出汗等一系列变化。长期不愉快、恐惧、失望等这些消极情绪会抑制胃肠运动，影响消化功能。而情绪消极、低落或过于紧张的人，也往往容易患各种疾病。所以我们要坚决抵制消极情绪，自己的疾病自己医。

思虑伤脾，生命不可承受之重

说到"思"，人往往会联想到相思。相思病是由于过度思虑引起的脾胃病及其他疾病。正所谓"衣带渐宽终不悔，为伊消得人憔悴"，相思病者的常见症状为：面色苍白、身形消瘦、不思饮食、精神恍惚、头晕心痛、反应迟钝、目光呆滞、注意力不集中、情绪极不稳定，一会儿号啕大哭，一会儿又破涕而笑，时而长吁短叹，时而对镜发呆，严重的还会出现行为不能自控等表现。据现代医学研究发现，相思病距精神病仅一步之遥，它可以引起抑郁、迷茫、癫狂、妄想等症状，严重的甚至可以致命。

《红楼梦》中的尤三姐就是因相思而死的典型例子。她一直暗恋着柳湘莲，为此是茶不思，饭不想，但又一直不敢向对方表露心意，柳湘莲也没有过多的留意和接近她。当贾琏逼她出嫁时，她无奈将心里的秘密说出。柳湘莲听说后，以一句"贾府只有门前的两只狮子是干净的罢了"毅然拒绝了她的一片痴情。尤三姐为了向心爱之人表明自己的清白，伤心绝望地自刎而死。柳湘莲因内疚自责而出家远行，他们之间的故事以悲剧而收场，令人欷歔。

"思伤脾"不单指"相思"，思虑过多也会伤脾。诸葛亮一生足智多谋，有运筹帷幄，决胜千里之才能，将毕生精力倾注于辅佐刘备及幼主上，常常殚精竭虑，事无巨细，都要操心，最终因思虑过度病死于五丈原，留下了"出师未捷身先死，长使英雄泪满襟"的感慨。

现实中，也有很多因思考过度而伤脾胃的情形。比如说，很多上班族，习惯早上不吃早饭，上午用脑过度，还没到吃午饭的时间，就开始感觉头晕，疲倦，这就是过思伤了脾胃引起的症状。

　　既然思伤脾，那不思是不是就是护脾呢？也不是，思虑是人体的一种情志活动，是正常的而且必要的。不思考的人就跟木头人一样，是无法在社会上生存立足的。中医还认为，不思也会伤脾。不思考会产生黏滞，懒惰之象，人缺乏活动，就会越来越胖，湿气会加重，影响脾胃功能的发挥。所以，人不能不思考，关键是要把握度。遇到事情不能死钻牛角尖，退一步想想，你会发现海更阔，天更蓝。遇到难题，百思不得其解的时候，干脆不解，顺其自然，很多问题反而能够迎刃而解。

大怒伤肝

　　很多人都知道其实发怒的时候，不仅肝会受伤，还会殃及脾胃。试想一下，当一个人气得话都说不出来的时候，他还有胃口吃得下饭吗？别说气得不行，就是生闷气，情绪低落的时候，也会出现茶不思，饭不想的情形。为什么会这样呢？

　　按中医来讲，肝属木，脾胃属土，木可以克土。肝主怒，所以生气时肝气较旺，不仅伤肝，肝木克脾土，脾胃也伤了。肝又藏血，主疏泄。肝气以调达舒畅为好，肝气宣泄顺畅，则周身气血平和，心情不好，气不打一处来，无从发泄，则肝气上逆。正如《素问·生气通天论》所说："大怒则形气绝，而血菀于上，使人薄厥。"这就是为什么人生气的时候，都往往感觉心跳加速，血大量往头部涌，面红耳赤，胸闷腹痛，气极了甚至还会产生晕眩感的原因了。

　　每个人排解怒气的方式大都不一样，有的是破口大骂，发泄心中的怒火；有的则默不作声，一根接一根地吸烟；有的人则是一个劲地猛喝酒；有的则是打烂牙齿往肚里吞，闷在心里，有的则是放声大哭一场等。这些方法有的是可取的，有的呢，不光泄不了怒火，反而伤害了身体。像"吸烟"，我们都知道吸烟有害健康，别因为生气，把肝伤了，肺也连带伤了；"借酒浇愁愁更愁"，过量饮酒伤肠胃不说，也解决不了实际问题；有些人，特别是女性朋友，经常自己一个人生闷气，肝气

图解养脾胃速查手册

　　《黄帝内经》认为，脾在志为思，思虑过度会损伤脾胃，所以我们在健脾养胃的同时要注意把握思虑的度。

过思伤脾

思伤脾

　　相思病其实是由于思虑过度引起的脾胃病和其他疾病，轻者可使人精神恍惚、目光呆滞、情绪不定，重者可使人身形消瘦，一病不起，甚至死亡。

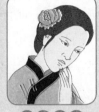

相思伤脾

　　尤三姐一心痴恋柳湘莲，茶不思饭不想，只因情人一句"贾府只有门前的两只狮子是干净的罢了"而以死证明自己的清白，如此轻生，让人扼腕叹息。

　　思不仅指相思，还包括思虑。如果思考过度，忧虑过重也会有损脾胃健康。轻者可使人头晕、恶心、疲倦，重者可引起各种疾病。

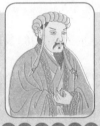

思虑过多伤脾

　　诸葛亮一生殚精竭虑，为蜀国呕心沥血一生操劳，临死时还留下"出师未捷身先死，长使英雄泪满襟"的遗憾。

菌类植物——茯苓

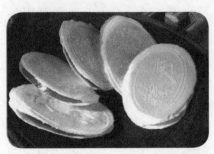

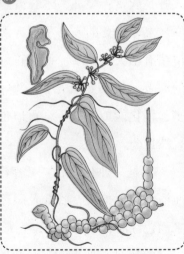

　　茯苓俗称云苓，是寄生在松树根上的菌类植物，形状有些像红薯，外皮黑褐色，里面白色或粉红色，味甘、淡，性平，入药有健脾宁心、利水渗湿的功效，对缓解四肢水肿和小便不利等症状有一定的食疗作用。经常食用茯苓饼可使我们的皮肤、毛发更加润泽，还可以提高机体免疫力，预防感冒。

得不到宣泄，就会横逆犯胃，影响脾胃功能。由于肝经走两肋，经过乳房，肝气若大量在这里郁结，时间长了，还可能会引起乳腺增生。

肝无补法，只有破法。人非圣贤，既然做不到不生气，不如将怒气发泄出来。有人惹你生气了，不妨将心中的怒火大声吼出来，千万不要往心里去。火气发泄出来了，肝反而安全了。如果让它闷在心里，反而很危险。你不想办法将这股火气排解出去，它就会自己找地方发泄，结果不是脾胃伤了，就是肺出问题了。所以不要太顾及形象和所谓的面子，该发火时就发火，跟自己的身体过不去，那就太不明智了。

女人生气了，大多喜欢哭鼻子。其实哭也算得上是发泄怒气的好方法。当人哭泣的时候，感觉都像天崩地裂，天快塌下来了一样，所以使劲地放声大哭，可等哭完了，气消了大半，心里反而平静多了。所以当你看见有人在哭泣的时候，不要阻止她，也不要上前安慰她，她这是在"发泄"怒火呢，火发出去了，这时对我们的身体也不会造成多大伤害了。

笑口常开，滋养脾胃的天然良药

笑如开在嘴边的一朵花，即使人长得不漂亮，开心的笑脸仍能引人驻足欣赏；笑如一本长寿经，能读懂它的人，更能益寿延年，长命百岁。笑口常开的人，不但人缘好，病也生得少。很多脾胃毛病跟不良的情绪有很大的关系。而笑正好是化解这些不良情绪的天然良药。人在笑的时候，肺活量会增加，胃体积缩小，胃壁张力增强，分泌的胃液更多，消化能力提升了，胃口也好多了，所以说，笑口常开是滋养脾胃的天然良药。

笑是一种有效的"美容药"。人在笑的同时，心跳也会加快，体内血流的速度加快，脸部及眼球周围有充足的血液，所以常笑的人，看起来面色红润，双眼明亮，光彩照人。

笑还是一种运动。开心地捧腹大笑，能使身体多个部位的肌肉运动起来，像面部、腹部及背部等处的肌肉，大笑3分钟产生的热量相当于做15分钟体操产生的热能，如果笑到肚子痛，还能清肺、促进血液循环、

怒不仅伤肝，也伤脾胃

人非圣贤，难免会有生气的时候。把"火"窝在心里，会比发脾气更伤肝，而且还会连累脾胃，所以生气的时候最好通过恰当的方式发泄出来。

有火就要发泄出来

心里有怒气就要宣泄出来，心里"窝着火"会影响身心健康，易引起头痛、失眠、记忆力减退、胸闷、消化不良等身体症状，又会产生沉闷、抑郁、冷漠、孤僻等心理症状，对身体和心灵造成双重伤害。

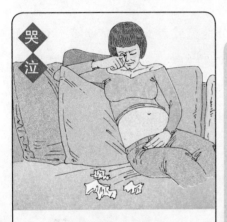

哭

合理宣泄情绪有益身心健康

哭泣也是不错的排解怒气的方式，哭完了，火气宣泄得也差不多了，对身体的伤害也小了。

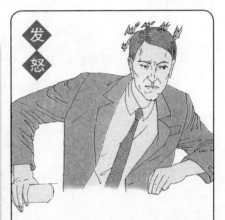

发怒

肝无补法，只可破法。而发怒就是最好的破法之一。通过发怒，发泄出心中的怒火，肝反而安全了。

肝胃不和的食疗方

金橘山药小米粥

食材：金橘20克，鲜淮山药100克，小米50克，白糖15克。

做法：①将金橘洗净，切片备用；山药去皮切片；小米淘洗干净。②将以上食材一同入锅，大火烧开之后，改用小火熬成稠粥，加入白糖即可食用。

功效：疏肝理气，健脾养胃。

砂仁陈皮鲫鱼汤

食材：鲜鲫鱼1条，砂仁3克，陈皮6克，生姜、葱、精盐各少许。

做法：①将鱼收拾干净。②把砂仁置入鱼腹中，将鱼与陈皮一起放入砂锅中加适量水，用大火烧开。③再放入生姜、葱、精盐，小火煨煮至汤浓味香即可。

功效：醒脾疏肝，利湿开胃。

释放天然的止痛药——内啡肽。

据美国的一项研究显示，不光是大笑、微笑，哪怕是有想笑的念头对身体都有好处。他们给接受测试的男性看自己喜欢的幽默影片。测试分3次进行，第一次是在看幽默影片之前的两天进行，第二次是在看幽默片前的15分钟，第三次是看了影片后马上测试。结果显示，测试者的紧张度、压抑情绪和生气程度都大大低于两天前。这表明，笑，哪怕是想笑，对情绪和免疫系统都有好处。在美国的一些医院的小孩病房里，经常有人扮演小丑来逗孩子们开心，孩子开心起来，则能降低他们对药物的依赖程度。

时常笑笑，对身体很有好处，过分地笑或者不合时宜地笑，不仅无益，反而对身体有害。比方说，吃饭时哈哈大笑，容易呛着；刚做完手术后，大笑不止，很可能引起伤口裂开，影响伤口愈合；患有严重的心血管疾病的人，不宜大笑，否则容易引起脑出血，心脏病发等。

笑口常开不仅可以拉近与人们的距离，还十分有益于身心健康。脾胃不好的人，经常笑笑，对缓解和治疗各种脾胃症状有积极作用。

经常笑笑有益健康

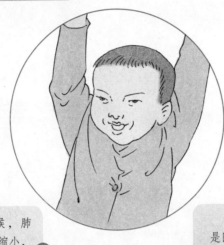

① 人在笑的时候，肺活量增加，胃体积缩小，胃壁张力增强，分泌更多的胃液，有助于消化。

③ 大笑可以美容，这是因为笑的时候，体内的血流加快，流经脸部的血液更多，所以看起来面色红润，光彩照人。

② 开心大笑的同时，面部、背部和腹部的多块肌肉得到了运动，有助于促进血液循环。

④ 生病的人经常笑笑，可降低对药物的依赖程度，有利于疾病的治疗和恢复。

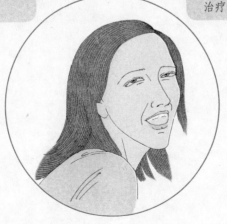

第六章　别让生活中的小细节毁了你的脾胃

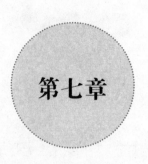

第七章

常见脾胃病的中医疗法
让你活到天年，无疾而终

❀　❀　❀　❀　❀

　　活到天年，无疾而终，这是众多养生爱好者一生追求的目标。而疾病是影响人寿命的最重要的因素。现代人对于疾病还存在着很多的误解和误区，人们往往习惯按照自己的意愿去对待自己的身体。身体出现不适了，向我们发出"警示信号"时，人们不是积极想办法解决它，而是一味地回避和拖延，结果使得病情一步步地加重。对待脾胃疾病的态度也是如此。所以，现代人要养好脾胃，必须对我们的脾胃以及常见的脾胃病有一个全面的了解和认识，先从认知上加以纠正，才能在行动上引导我们走出治疗脾胃疾病的"误区"。

慢性胃炎——慢性疾病莫拖延

金小姐是一家外企的高级白领，也是一位典型的女强人，工作起来雷厉风行，忙的时候是不分昼夜，工作是干得相当出色，深得老板的赏识和下属的敬仰。然而，在事业成功的背后，她却有着说不出的隐痛。在一年前，她就感觉上腹部隐隐作痛，特别是吃饭的时候更痛。刚开始只是偶尔发作一次，她也没在意。后来，疼痛次数慢慢增多，并伴有胃胀、嗳气、恶心呕吐、心烦易躁、身寒发冷等症状，但由于工作太忙，没有及时去医院看病。后来症状越来越重，在公司的一次会议上，她晕了过去，同事急忙将她送往医院。经检查，她患的是慢性浅表性胃炎，伴胆汁反流，属于中度。医生说，再拖延，后果可就严重了。经过两个月的治疗，金小姐彻底康复了，她深有感触地说："无病一身轻是多么幸福的一件事！要是我在发病之初就及时去治疗的话，自己少受不少罪呀，有病千万不能拖，不然，耽误治疗，吃亏的可是自己！"

认识慢性胃炎的"庐山真面目"

为避免重蹈金小姐的覆辙，揭开慢性胃炎的神秘面纱，让大家看清它的真面目很有必要。什么是慢性胃炎呢？

简单地来讲，慢性胃炎是由不同原因引起的各种慢性胃黏膜炎症。这是一种最常见的胃部疾病。据调查，在医院做胃镜的人当中，约有80%以上的人患有胃黏膜炎症。这个病的特点是病程较长、时好时坏、时轻时重、反复发作。

慢性胃炎一般可分为慢性浅表性胃炎和慢性萎缩性胃炎两种类型，前

| 图解展示 | 慢性胃炎 |

慢性胃炎是最常见的胃部疾病之一，由于发生早期常无症状容易被人忽视，症状严重者病情又常反复发作，绵延难治，所以它是令人十分头痛的胃部疾病。

慢性胃炎的特点

去医院做胃镜检查的人当中有超过80%的人患有不同程度的胃黏膜炎症。

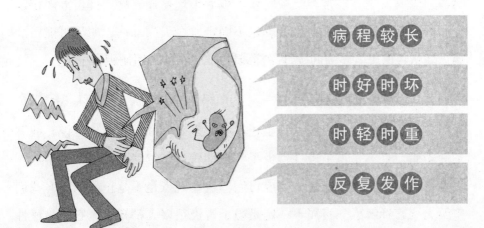

病程较长

时好时坏

时轻时重

反复发作

慢性胃炎的分类

慢性胃炎的分类			
	区别	联系	症状特点
慢性浅表性胃炎	炎症较浅，不超过胃黏膜表层的1/3	两者可同时存在同一胃里，浅表性胃炎部分可演变成萎缩性胃炎	早期常无症状，症状明显时可表现为上腹隐痛、食欲缺乏、胃胀、胃酸等
慢性萎缩性胃炎	炎症较重，可覆盖胃黏膜全层，伴有胃腺体萎缩		上腹及脐周间歇性隐痛或钝痛，严重者为绞痛，疼痛部位不固定，可伴有贫血、消瘦、呕血、腹泻、舌炎等症状

者炎症病变比较浅，不会超过胃黏膜表层的1/3；后者遍布胃黏膜的全层，并伴有胃腺体萎缩。这两种情况在同一胃里可以同时存在。慢性浅表性胃炎进一步发展，部分可演变为慢性萎缩性胃炎。

病人都表现为哪些症状呢？大部分病人常无症状或有不同程度的消化不良症状。有些人刚患这个病的时候，症状并不明显，甚至都不知道自己得了慢性胃炎。症状明显一些的会感觉上腹部隐隐作痛，胃口下降，吃饭后感觉胃胀，胃反酸等。慢性萎缩性胃炎的患者可能会有消瘦、贫血、腹泻、舌炎等，有胃黏膜糜烂的病人上腹痛感较明显，可有呕血、黑粪发生。经常在吃饭时或者饭后出现疼痛，疼痛部位大多位于上腹部、肚脐周围，有些患者部位不固定，今天腹部痛，明天可能脐周痛。症状轻的患者多为间歇性隐痛或钝痛，严重者为剧烈绞痛。

莫戴有色眼镜看胃炎——走出对慢性胃炎的认知误区

很多人对慢性胃炎在认识上还存在很多疑问和误解，比方说，我感觉肚子痛，是不是得了慢性胃炎了？慢性胃炎与胃溃疡是不是一个病？慢性胃炎是不是很可能能转变成胃癌？这些观点是不是正确的呢？我们来给大家答疑解惑。腹痛不一定是患了胃炎很多人都知道，腹痛是慢性胃炎的常见症状，所以一旦感觉腹痛，就认为自己患了慢性胃炎。其实不完全是这样的。腹痛本身并不是一种病，而是一种常见症状，就好像人感冒可能伴有发热症状一样。慢性胃炎当然是引起慢性上腹痛最常见的病因之一，但是身体的其他部位，像十二指肠、胆囊、胰腺等疾病也会引起慢性上腹痛。

如何来判断，还要考虑很多其他的因素。比方说，之前是不是有这方面的病史？腹痛的部位在哪里？发作的时间和特点？食物是不是干净、卫生等。就上腹疼痛的部位及特点而言，慢性胃炎引起的腹痛常无规律性，大多为不剧烈的隐痛或胀痛，在吃饭的时候更明显，还伴有打嗝、恶心、早饱等症状。如果腹痛范围不大，饭前或者感觉饥饿时痛，天气转寒经常发作，还伴有反酸、胃灼热症状，这可能是十二指肠溃

由于对慢性胃炎疾病缺乏全面的认识，很多人对此病在认识上存在很多误区。有的人一感觉腹痛就认为自己得了慢性胃炎，这是不正确的。

腹痛不一定患有胃炎

腹痛是慢性胃炎的常见症状，但很多其他的胃肠疾病也可伴有腹痛，所以出现经常腹痛，则要及时就医。

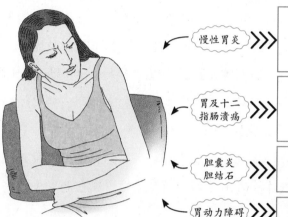

慢性胃炎 >>> 无规律性的上腹隐痛或胀痛，进食时痛感明显，可伴有恶心、打嗝、早饱等症状。

胃及十二指肠溃疡 >>> 饭前、饥饿时或者受凉时易发作，腹痛时常伴有胃反酸、胃灼热症状。

胆囊炎胆结石 >>> 剧烈绞痛、伴有皮肤黄、发热等症状。

胃动力障碍 >>> 慢性腹痛，可伴有消化不良。

慢性胃炎食疗方

瑞香汤

食材：山药120克，乌梅、甘草各30克，陈皮、木香各3克。

做法：将以上药材同研细末，每次取适量做汤服食，每天早、晚各1次。

主治：肝脾不和、胃脘胀痛，大便溏薄。

桂圆石斛汤

食材：桂圆8个，石斛10克，白糖少许。

做法：桂圆去壳，与石斛一起放入锅中，加适量水，放少许白糖，小火烧沸15分钟即可。

功效：补脾健胃、补心益智。

泡脚法治疗慢性胃炎

泡脚方1

药材：木瓜500克，米醋500毫升，芍药50克，生姜30克。

方法：将以上诸药放入锅中，加水少许，大火烧开后，继续煮15分钟关火，待温热后，泡洗双脚30分钟，每日2次。

泡脚方2

药材：党参40克，苍术30克，白术20克。

方法：上述药物加水1000毫升，煎煮至沸腾，待温热后，泡洗双脚30分钟，每日2次，10天为1个疗程。

疡、胃溃疡引起的。如果自我感觉上腹痛感明显，甚至有剧烈绞痛，并伴有发热，皮肤发黄，这可能是胆囊炎、胆结石引起的。另外，胃动力障碍也可引起消化不良及慢性腹痛。所以说经常上腹痛不一定是慢性胃炎惹的祸，也可能是胃、十二指肠溃疡、胆囊炎、结石症、功能性消化不良等疾病引起的。为谨慎起见，最好去医院做详细检查，不能拖延，也不能自己胡乱吃药，以免耽误治疗。

慢性胃炎与胃溃疡是两种病

胃溃疡和胃炎的表现症状确实有一些相似的地方，比方说都可能表现为：腹痛、腹胀、嗳气、食欲缺乏、恶心、呕吐、甚至呕血及黑粪。还可能伴有头晕、周身乏力、消瘦等症状。所以很多人都搞不清楚它们之间有什么区别，以至于许多患者把胃溃疡当成胃炎来治疗，结果贻误了病情。那么胃溃疡和胃炎的区别在哪里呢？

慢性胃炎以浅表性胃炎最为常见，症状较轻，有的患者可以没有症状，只有去医院做胃镜检查才能做出诊断。而萎缩性胃炎在老人中较多见，其中少数伴有癌前病变。

胃溃疡实际上是指发生在胃和十二指肠的慢性溃疡。此病的发生均与胃酸和胃蛋白酶的消化能力有关。引起胃溃疡最主要的原因有两个：一是胃酸，二是细菌，主要是幽门螺杆菌。

由于慢性胃炎和胃溃疡的临床表现有时缺乏特异性，要进一步判断，最好借助胃镜或胃肠道的X线检查并不是所有慢性胃炎都可能癌变。

前面我们讲过，慢性胃炎有浅表性胃炎和萎缩性胃炎两种类型，这两者中，只有萎缩性胃炎发生癌变的概率较大。如果在发病的初期，就及时治疗，将其控制住，一般不会发生癌变；但若拖延病情，任其恶化，或者治疗方法不正确，则很可能引起癌变的发生。

追根究底——什么原因导致发生慢性胃炎

造成慢性胃炎的原因有很多，但从自身来讲，主要来自以下五个方面。

（一）饮食不科学

现在，生活节奏快，不少上班族为图省事，午饭大多选择吃快餐；晚上加班到深夜，饿了就去吃夜宵。吃快餐，夜宵这都属于不良的饮食习惯。因为这些食品中往往含食盐、糖精、味精较多，吃多了不仅容易引起高血压、动脉硬化，出现反应迟钝、记忆力下降，而且有些快餐属于酸性食物，长期吃会引起胃酸过多，加重病情。另增加胃蠕动，引起胃酸分泌过多，加重胃壁的溃疡。

（二）作息不定时

很多人常会给自己定一个作息时间表，以此来约束自己。其实肠胃也有自己的作息时间，一日三餐，肠胃会自动分泌出胃酸以及蛋白酶等，等待食物到来。可是呢，许多人是经常饥一餐，饱一顿的，将胃的正常消化分泌节律完全打乱了。这样长时间的吃饭不定时，胃壁就会变薄，甚至还会有胃穿孔的危险。所以要尽量做到定时吃饭。吃饭不要太快，要细嚼慢咽，这样做既利于食物的消化吸收，还能减轻胃肠的负担，避免胃黏膜损伤。

（三）细菌、病毒感染

细菌、病毒以及病毒感染是引起的慢性胃炎的常见原因。比如说，胃黏膜发生炎症了，患者不重视，长时间没有去治疗或者反复发作，这种情况很可能引起慢性胃炎；胃酸缺乏的人，细菌也容易在胃内繁殖，也可造成慢性胃炎，这种情况在老年人当中多见；身体其他部位病毒引起的感染，如鼻腔、口腔、咽喉等部位有慢性感染病灶时，细菌或其毒素被经常吞入胃内，也会引起慢性胃炎；消化道弯曲杆菌感染引起慢性胃炎等。

图解
展示　**引起慢性胃炎的原因**

引发慢性胃炎的原因有很多，从自身来讲，不当的饮食和作息习惯，精神紧张压抑、不当的药物刺激或者细菌和病毒感染等都可引发此病。

多种因素可引发慢性胃炎

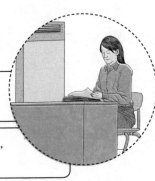

上班族为节省时间经常吃快餐、加班吃夜宵等不良的饮食习惯。

作息时间不规律，饥一餐饱一顿，造成胃肠功痛出现紊乱。

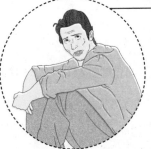

胃本身胃酸缺乏，鼻腔、口腔、咽喉等部位有慢性感染病灶或者消化道弯曲杆菌感染等。

精神长期处于紧张、压抑和忧虑状态。

长时间服用对胃有刺激的药物。

①注意清洁口腔，防止咽、喉、口腔病灶细菌或病毒侵入胃内，引起细菌或病毒的感染。②少吃刺激性的食物，如饮烈性酒、浓茶、咖啡、香烟以及对胃有刺激性的药物。③注意饮食中的营养，摄入足够的蛋白质和维生素。少吃泡菜及过烫、过硬、粗糙的食物，少食辛辣的食物。

慢性胃炎的食疗方

白芍石斛瘦肉汤

食材：白芍10克，石斛10克，猪瘦肉200克，猴头菇 1个，胡萝卜1个。

做法：①将猪瘦肉和胡萝卜切块，白芍、石斛、猴头菇洗净。②把全部用料放入锅内，加适量清水，大火烧开后转小火慢炖1~2个小时，调味即成。

功效：滋阴、养胃、止痛，适用于烦躁、消瘦、食欲不佳、便秘等患者。

鲫鱼汤

食材：鲫鱼2条，薏苡仁60克，草豆蔻、陈皮各3克，生姜2片。

做法：①将草豆蔻捣烂，放入洗净的鱼腹内。②将鱼与陈皮、薏苡仁、生姜一齐放入锅，加适量清水，大火煮沸后，小火煮1小时。

功效：健脾化湿。适用于上腹疼痛、消瘦、食欲不佳、舌苔腻等患者。

（四）精神因素

压力过大，心情不好，长期处于精神紧张、郁闷或忧虑的状态，易引起自主神经性系统功能紊乱，从而导致慢性胃炎的发生。

（五）药物刺激

很多人胃痛了，在不明病因的情况下就自己买药吃。有很多药物吃多了，会直接或者间接地损害胃黏膜，像阿司匹林、保泰松、吲哚美辛、洋地黄等药物。

如何打好"保胃战"

俗话说，"胃病靠三分治，七分养"。患了慢性胃炎怎么办呢？怎么来打好这场"保卫战"呢？除了配合医生的治疗，我们自己也可以试试一些不错的调养方法，比如说膳食疗法，中医按摩疗法等。

膳食疗法——把好"入口"关，赶走"炎症"

不合理的饮食是导致慢性胃炎的重要原因，所以要想彻底治愈慢性胃炎，必须严格把好"入口"关、养成规律的生活习惯，打好"保胃"的基础。

保胃，从早餐开始

经常不吃早餐，是引发胃病的诱因之一。据调查数据表明，在接受调查的人群当中，有36%的人患有各种胃病。人经过一夜的睡眠，到早上的时候，胃里除了胃液，早已空空如也。此时如果没有食物去中和胃酸，过多的胃酸就会刺激胃黏膜而引起胃部不适，长此以往，则会诱发胃炎、胃溃疡。而且不吃早餐的人，往往午饭会吃得比较多，过多的食物会增加胃肠负担，同样也会导致胃部疾病的发生。

早餐不但要吃，而且要吃得营养，吃得健康。营养专家建议，早餐搭配要合理，要做到干稀结合。除了吃点儿鸡蛋、面包、花生、瘦肉等较干的食物外，还要喝点稀的，像稀饭、麦片粥、豆浆等。因为较稀的食物虽然有营养，但是消化比较快，可能还没到午饭的时间就开始饿了，而像鸡蛋、花生等这些固体食物不但耐消化，而且含有丰富的蛋白质和脂肪，能够较好地为人体补充能量。

食物以软、烂、易消化为主

患有慢性胃炎的人，可多吃些新鲜的蔬菜、鱼、肉、蛋、奶及豆制品。不过一定要软、烂、易消化，不能吃太过粗糙和坚硬的食物。像豆类、花生米这些坚果类的食物都要煮透、烧软烂再吃，有助于消化吸收。适当多吃一些新鲜而含纤维少的蔬菜及水果，如菠菜、小白菜、冬瓜、黄瓜、番茄、土豆、香蕉、橘子、苹果、梨等。

食物尽量做到清淡少油，既利于消化，又有助于胃病的康复。慢性胃炎患者多吃蒸、煮、焖、炖、烩、氽的食物，不宜吃煎、炸、熏、烤的食物，用这些烹调方法做出的菜肴不易消化和吸收。

饮食禁忌

慢性胃炎患者，不宜喝酒。很多人都爱喝点儿啤酒，特别是在炎热的夏季，来瓶冰啤酒，清热又解暑。慢性胃炎患者必须抵制住啤酒的诱惑，尽量少喝一点儿或者干脆不喝。大量地喝啤酒易引发慢性胃炎，已患有胃炎的会加重病情。除了啤酒，其他的烈性酒、香烟、浓茶、咖啡、辣椒、芥末等刺激性强的饮食都不能吃。还有一些特别甜的糖及巧克力，咸的腌制品、太凉的饮料、过热的食物、过酸的汤类及菜肴这些都可能伤害胃黏膜，尽量少吃。

中医按摩疗法——经络、穴位来帮您

（1）用拇指同时稍加力量指压左右脾俞、胃俞、三焦穴各30～50次，可缓和胃痛和沉重感。

（2）用中指尖朝胸部内部压迫巨阙穴30～50次。刺激本穴位可缓解心窝的不适感及胃部诸症状。

（3）用中指尖指压中脘穴30～50次。按摩该穴能调节消化功能。

（4）将两手示指、中指、环指并拢同时指压左右天枢穴位，30～50次，以腹部皮脂轻度凹陷为宜。还可与腹部按摩并用。刺激本穴位可提

俗话说："病从口入"，要预防和治疗慢性胃炎必须严把"入口"关，养成良好的饮食习惯。

先把好"入口关"

慢性胃炎患者要远离刺激的、甜的、腌制的、过酸的食物，以免加强刺激胃黏膜，加重病情。

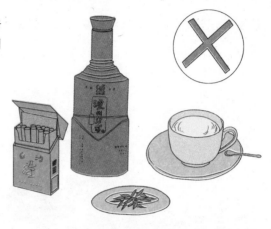

早餐宜干稀结合

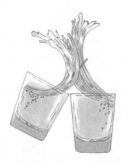

干 —— 耐消化
较干的食物如鸡蛋、面包、花生、瘦肉等。

搭配

稀 —— 消化快
较稀的食物如稀饭、麦片粥、豆浆等。

经常不吃早餐易引发各种胃部疾病，所以早餐一定要吃，而且还要注意营养搭配，做到干稀结合。

健康小贴士

儿童常吃巧克力影响脾胃健康

巧克力味道香甜，深受小孩子喜爱，有的家长也以为巧克力营养丰富，就任由孩子多吃。其实，巧克力吃多了会影响孩子的脾胃健康，进而影响成长发育。原因如下：

1.虽然巧克力的热量高，但其蛋白质、无机盐和维生素等含量均较低。

2.巧克力中所含脂肪较多，在胃中停留的时间较长，不利于儿童消化和吸收。

3.吃巧克力后容易产生饱腹感，若饭前吃巧克力会影响孩子食欲。

4.食物中的纤维素能刺激胃肠的正常蠕动，而巧克力不含纤维素。

5.巧克力吃多了容易在胃肠内反酸产气而引起腹痛。

高腹肌功能，改善慢性胃炎症状。

（5）从心窝处的巨阙到曲骨穴进行仔细按摩。每次30～50次，刺激本穴位对胃部疾病和消化不良有一定的效果。

（6）将拇指稍加力量指压内关、合谷穴各30～50次，刺激本穴位对缓和心窝痛有一定的效果，还可调整胃肠功能。

（7）揉压足三里穴，每次30～50次，另外患者也可自己坐在椅子上对该穴位进行指压。揉压该穴位，可以改善所有的消化器官的功能，可缓和胃部沉重感。

急性胃炎——都是饮食不节惹的祸

王先生一向身体很好，前两天下了班和一群朋友在一家小店里兴高采烈地吃着小龙虾，还喝了点儿酒。回家睡觉已经是晚上11点了，当时就感觉肚子里如翻江倒海般的恶心、想吐，胃有些胀痛。王先生心想："可能是吃了不干净的小龙虾，闹肚子吧。"也就没太在意。第二天，在一次重要的饭局上，大家推杯换盏时，这种不舒服的感觉再一次向他袭来，而且这次来势更凶猛。由于当时有重要的客户在场，而他又是公司项目的负责人，所以没好意思中途离场，只好强忍着。后来疼痛感越来发剧烈，脸色也越来越难看，终于坚持不住了，才被下属送到医院，到医院的时候，王先生只觉眼前一黑，昏过去了。经过一番抢救，王先

急性胃炎与慢性胃炎一样同属于胃黏膜炎症引起的不适，患者先感觉上腹部有闷胀感，继而产生腹痛、腹泻或呕吐，并伴有不同程度的发热、头痛。

引起急性胃炎的原因

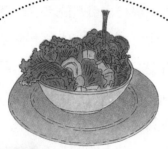

生活习惯

不良的生活习惯，如进食忽冷忽热，喜食刺激性食物，过度劳累等。

食用过期、被污染的食物，如冰箱过期的饮料、路边食品等。

细菌微生物

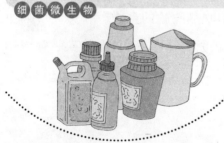

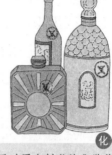

化学物品

服用对胃有刺激的化学药品引起胃黏膜充血、水肿甚至糜烂。

过敏体质的人在接触过敏食物后也可引起急性胃炎。

食物过敏

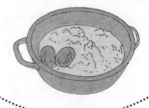

民间偏方治急性胃炎

方1

原料：木棉花30克，白砂糖适量。

做法：将木棉花和白砂糖用清水煎浓汁，滤渣留汁饮用即可。

主治：用于急性肠胃炎引起的腹泻。

方2

原料：鲜火炭母60克，猪血150克，食盐适量。

做法：将火炭母加入猪血炖汤，肉熟后调入适量食盐，起锅喝汤即可。

主治：用于急性肠胃炎引起的腹泻。

方3

原料：大米30克，鲜鸡矢藤叶60克，红糖适量。

做法：将大米泡软，加入鸡矢藤叶捣烂。加适量水煮成糊，调入红糖即可。

主治：用于急性肠胃炎引起的胃痛。

生醒过来了，医生告诉他，他得的是急性胃炎。说起这个事，王先生至今都心有余悸，感慨地说："不干净的食物还是要尽量少吃，别为了贪一时口欢，而影响身体健康啊！"

直面急性胃炎——知己知彼，有备无患

急性胃炎有哪些症状呢

急性胃炎与慢性胃炎一样都是属于胃黏膜炎症引起的不适，只是前者的症状表现特别明显。急性胃炎患者发病时，首先会感觉上腹部有闷胀感，继而会产生腹痛、腹泻或呕吐。有些患者会先有呕吐感，再出现腹痛和腹泻。患者粪便多呈黄色水样，且次数较多，并伴有不同程度的发热、头痛和寒战。严重的时候，呕吐次数会增加，可呕出食物，血甚至是胆汁，粪便呈黑色，可带有黏液或脓血，严重的患者还会有失水、中毒及休克等症状。用手触摸患者腹部，有痛感并伴有肠鸣音。这种情况，一般需要2～7天的时间。

急性胃炎是由哪些原因引起的呢

不良的生活习惯。比方说，一边吃热腾腾的食物，一边大口喝加冰镇的冷饮；吃饭前，空肚吃一些太刺激的开胃小菜，如泡菜、辣椒、生洋葱等；经常是饥一顿，饱一餐的，吃饭时间没有规律；经常熬夜加班，过度劳累等。

化学物品的刺激

服用对胃黏膜产生刺激的药物、烈酒、浓茶、咖啡等，这些物质会引起胃黏膜充血、水肿甚至会出现出血、糜烂等现象，从而导致急性胃炎的发生。

微生物和细菌污染

食用过期、被污染的食物会使胃部发生感染，引发急性胃炎。像前面提起的王先生，他就是因为吃了不干净的小龙虾而引起的。还有一些人比较节俭，剩饭剩菜舍不得倒掉，留着下顿吃，这也是不可取的，

急性胃炎发作突然，疼痛较剧烈，如果不采取恰当的急救措施，可能会危及生命，所以掌握一些应对措施很有必要。

急救措施

查找致病原因，以免进一步刺激胃黏膜，加重病情。

可服用一些镇痛药，或者在腹痛部位热敷，以缓解疼痛。胃出血患者忌热敷。

及时补充水分，以缓解脱水症状。不宜饮用含糖多的饮料，淡盐水即可。

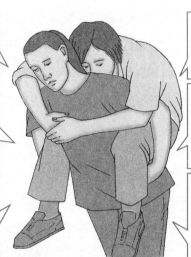

腹痛、呕吐剧烈应立即停食，并扶患者卧床休息。

病情较重并伴有发热、腹泻的患者可服一些抗生素，如小檗碱、诺氟沙星等。

在恢复期，食物由流质慢慢过渡到半流质，再到软饭，不能吃高热量、高脂肪的食物。

注意饮食

宜少宜精　进食不宜过饱或过饥，可少食多餐；食物要精细，富含营养。

宜温宜洁　生冷瓜果不宜食用，但也不能过食热烫以免损伤食管和胃；急性胃炎患者胃的抵抗力差，所以食物一定要注意清洁。

宜鲜宜淡　适量吃一些新鲜蔬菜和水果，腐烂变质的食物坚持不能吃；以清淡的素食为主，既易于消化吸收，也利于胃病的恢复。

宜软宜缓　饭食、蔬菜和鱼肉尽量煮软烂了再吃，以便消化。进食时注意细嚼慢咽，充分地咀嚼，有助于唾液的大量分泌，既以提升胃口，还有助于营养的吸收。

 健康小贴士

莲子瘦肉粥

食材：莲子50克，瘦肉200克，糯米50克，红糖适量。

做法：①莲子用温水泡发，糯米洗净，瘦肉切片。②将莲子倒入锅内，加水，小火先煮半小时备用。③再将糯米倒入锅内，大火煮10分钟后倒入莲子、瘦肉，转小火煮至粥熟肉烂，出锅加红糖即可食用。

功效：益气补血、健脾暖胃、缓中止痛。适用于恢复期的急性胃炎患者。

特别是夏天，食物更容易变质，吃了对肠胃不好；经常去吃路边的麻辣烫、烤串等。因为这些食物暴露在空气中，容易混杂各种病菌和尘埃，不卫生；冰箱里过期的食物坚决扔掉，很可能已经变质了。这些过期或者被污染的食物不能吃，吃了很可能会引发急性胃炎。

食物过敏

食物过敏也是引起急性胃炎的重要原因。过敏体质的人会对特定的某些食物产生反应，比如说，有的人对牛奶、鸡蛋和海鲜过敏，吃了这些食物，很快便会感觉剧烈的腹痛和腹泻。有些人过敏反应比较轻，吃了有些食物之后，虽然不会有明显的腹痛和腹泻，但还是会感觉不舒服。像这种情况最好去医院去做个检查。

健康120——急性胃炎如何救护

生活中总有很多难预料的事情。试想一下，如果你的朋友突然急性胃炎发作，上腹部剧烈疼痛，痛得脸煞白，还恶心呕吐。而自己在旁边看着他，手足无措，心急如焚，那是多么棘手的一件事件。而这个病呢，又具有发病急，疼痛剧烈的特点，如果不及时采取一些救护措施，可能会延误治疗。其实急性胃炎特别是单纯性胃炎病因较简单，治疗起来也容易，只要按下列措施进行救护，病人很快就能恢复正常。

1.单纯性的急性胃炎一旦发病，会有上腹部不适、疼痛、恶心、呕吐、腹泻，严重者可有发热、脱水、酸中毒和休克等症状。碰到这种情况，首先要查找致病原因，以免继续刺激胃黏膜。

2.让患者卧床休息。腹痛剧烈或者大量呕吐的病人要暂时停止进食。

3.急性胃炎由于呕吐、腹泻易引起失水，所以需要饮水补液，以淡盐水为好，每小时1次，每次50~100毫升，以缓解脱水，加速毒素的排泄。不要饮含糖多的饮料，以免产生过多胃酸加重腹痛。

4.腹泻、发热比较严重的患者可适当服用小檗碱、诺氟沙星等抗菌药物。病情较轻者一般不用，以免加重对胃的刺激。

5.患者可服用一些镇痛的药物，如颠茄片、阿托品等。在患者腹部

中医学认为很多食材同时具有很好的药用效果，在治疗急性胃炎过程当中，特别是恢复期采用科学的食疗来治疗，既安全又有效。

急性胃炎营养治疗原则及配餐

不同阶段	饮食原则	合理配餐
危重期	停止进食，以免刺激胃黏膜	静脉输液，以补充营养
急性期	可食用低脂、低食盐、低纤维，含有适量蛋白质的流质食物	蒸蛋羹，或在米汤、藕粉、米糊中加一个鸡蛋打成蛋花或者牛奶加藕粉、米糊一起食用
缓解期	低脂、低食盐、低纤维的半流质或软食，宜少食多餐	蛋花龙须面、蛋花薄面片、芡实粥、奶粉土豆泥、蛋黄南瓜泥、蒸蛋、橄榄油拌热豆腐等
恢复期	低食盐、低脂、少纤维、含充足易消化的蛋白质软食	软米饭、肉末菜粥、发面包子、薄皮小馄饨、清蒸鱼等

热敷也有止痛的效果，如果有胃出血症状的人，不宜热敷。

6.患者在恢复期，饮食以流质为主，如米汤、杏仁茶、清汤、淡茶水、藕粉、薄面汤、去皮大枣汤等。待病情好转后可吃一些少渣半流的食物，如米粥，继而用少渣软饭。产气及含脂肪多的食物，如牛奶、豆奶、蔗糖等不宜食用。

膳食疗法——药食同源，好吃还能治病

俗话说"是药七分毒"，经常吃药会损坏身体。在病情严重的时候，必须去看医生，但在病情好转之后，则宜用饮食调养取代药物治疗。中医学认为，药食同源，食用某些食物可有很好的辅助治疗的作用。食疗方大都性味平和，毒副作用小，经常服用，对于根除疾病很有帮助。下面给大家介绍几款缓解急性胃炎症状的食疗方法。

藕米糕

藕粉250克，糯米粉200克，白糖适量。将糯米粉、藕粉和白糖加入适量的水，揉成面团，做成糕点，放入蒸笼上蒸熟即可。藕米糕有健脾益中，清热消积的功效，每天早晚吃几块，能有效缓解急性胃炎引起的恶心、呕吐等症状。

桂花心粥

桂花心2克，茯苓2克，粳米50克。先将粳米淘洗干净，然后在锅中下入桂花心、茯苓，加入适量清水，用武火烧沸后，转文火煮20分钟，滤渣留汁待用。再将粳米，汤汁一起放入锅内，武火煮沸后，转用文火煮至米烂成粥即可食用。每天早、晚餐各服用1次。

橙子蜂蜜饮

橙子1个，蜂蜜50克。将橙子放入水中浸泡15分钟，将其酸味去掉，再用刀将它带皮切成4瓣。接着将切好的橙子、蜂蜜放入锅中，加入适量清水，用武火烧沸后，转用文火煮20～25分钟，橙子取出，将其汤汁当茶水喝。

打破砂锅"问"到底，走出治疗胃炎的误区

胃炎患者在接受治疗的过程当中，经常会有各种各样的疑问。下面我就最常见的，特别需要注意的几个问题，给大家详细解答一下。

问题一：光靠吃药能不能治好胃炎

要弄清楚这问题，首先要了解疾病的痊愈过程。临床上判断疾病是否完全治愈要从3个方面综合考量：第一，症状是不是好转或者是消失了？就像感冒发热流鼻涕一样，热退了，鼻涕也没有了，这说明症状减轻了。第二，功能的好转或恢复，比方说腰痛得站不起来了，经过一番治疗，腰能动了，还能站立了，这就表明腰的功能在恢复。第三，组织病理的好转与恢复。如何来理解呢？举个例子，不小心刀划伤了手，流了不少血，抹点儿创伤药，血止住了，也不那么痛了，可是得经过较长

在治疗胃炎的过程当中，很多患者会存在很多的疑问，甚至是误区，如果不加以纠正，很可能会耽误治疗，甚至加重病情。

治疗胃炎不能光靠吃药

判断疾病是否痊愈有三个标准：病症是否减轻，功能是否在恢复，病理组织是否好转，通过服用药物，前两个标准很容易达到，而组织病理恢复是个长期的过程，需要配合其他的治疗手段，如饮食疗法，按摩疗法，针灸疗法等。

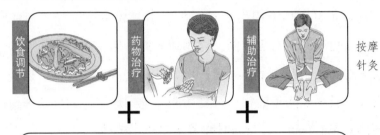

饮食调节　＋　药物治疗　＋　辅助治疗　按摩针灸

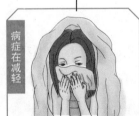

病症在减轻

不发热也不流鼻涕了，这些症状的消失说明感冒在好转。

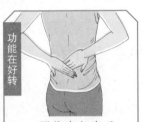

功能在好转

腰能直起来了，腰痛减轻了，腰功能得到了恢复。

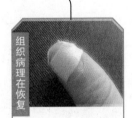

组织病理在恢复

手划伤了，需要较长时间才能彻底愈合。

健康小贴士

不能盲目追求新药、贵药和进口药

1.刚上市的新药由于还没经受到时间的考验，可能会存在很多新的严重的不良反应，不能盲目追求。

2.药品的价格与原材料的紧缺程度、生产工艺的繁杂程度有关，贵药一般都是原材料紧缺，或生产工艺复杂造成的，所以价格贵并不一定药效就好。

3.进口药由于国家加收了关税，所有价格一般都较贵，但疗效不一定比低价药效好。

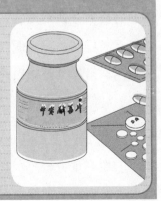

的时间伤口才能完全愈合了。这个伤口愈合的过程就是病理好转和恢复的过程。

一般来说，经过科学的治疗，前两点不难做到，但病理损害则要看轻重程度了。浅表性胃炎症状轻一些，治疗和恢复快，而萎缩性胃炎损害较深，要完全恢复则不是一朝一夕的事情。只单靠吃药，有时候只能将病情暂时控制，不向严重方向进展，要完全康复要还结合其他的办法，如饮食上加以调节，生活习惯上多加注意，采取中医按摩疗法等辅助治疗。

问题二：价格贵的胃药是不是药效最好

药好不好，还要因人而异。因为引起胃炎原因和表现症状各不相同，病人胃里是否有无细菌，胃肠功能的好坏，病人的体质等都各不相同，要说准什么药吃了最有效，还要结合病人进行分析，这也是治疗难之所在。只要能改善症状，恢复功能，且副作用小，就是理想的药。所以贵药不等于好药，经得起时间考验的药才相对可靠。

问题三：胃药可以和感冒药一起吃吗

很多人认为感冒药比较"温和"，和胃药一起吃应该没事。其实有些治疗感冒的药物，如阿司匹林、布洛芬、对乙酰氨基酚等非甾体类解热镇痛药若使用不当，会对胃黏膜产生一定的刺激作用，从而加重胃部损伤。特别是胃溃疡患者如果不注意用药方法，可造成溃疡复发。

由于感冒持续的时间不会很长，用药一般不会超过1周。如果胃病不是很严重，这类的感冒药，是可以用的，不过不能在空腹服用，以免加重原有病情或诱发溃疡，甚至引起胃出血。感冒药最好选在饭后服用，以减轻对胃肠黏膜刺激。不过患有活动性胃溃疡或是胃出血的病人，就要禁用非甾体类解热镇痛药，可以改用含有金银花、板蓝根等成分的中成药，对胃肠刺激较小。

问题四：胃炎药该吃多长时间

一般来说，服用治疗慢性胃炎的药并没有严格的时间要求，这要根据患者的症状及恢复情况来定，药物的疗效是重要的影响因素。患者宜

要彻底治愈胃炎，特别是慢性胃炎，需要长时间的调理，绝非一朝一夕就能办到的，治疗时除了合理用药以处，还要戒掉不良的生活习惯，如吸烟、饮酒等。

治疗胃炎该如何用药

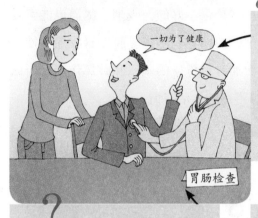

一切为了健康

胃肠检查

胃药可与感冒药同吃吗

胃炎不严重者，胃药可以和感冒药一起吃，但要注意感冒药大多对胃有一定的刺激，所以不能空腹服用，一定要在饭后服用；有严重的胃部疾病如胃出血、活动性胃溃疡患者最好以刺激性小的中成药代替。

该吃多长时间的药

患者的用药时间必须要据其症状及恢复情状来定，不能频繁换药，应在医生的指导下坚持服药。

要戒烟或戒酒吗

烟酒会刺激胃黏膜血管收缩，从而加重对胃壁的刺激和破坏作用，影响胃病的恢复和治疗。

烟酒危害脾胃健康

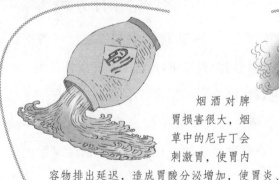

烟酒对脾胃损害很大，烟草中的尼古丁会刺激胃，使胃内容物排出延迟，造成胃酸分泌增加，使胃炎、胃溃疡的病情加重；酒中乙醇对胃黏膜有很强的刺激作用，胃部强烈的收缩和扩张容易造成胃出血或胃溃疡部位的穿孔，严重时甚至可危及生命。

根据医生的指导，坚持服药，不宜更换过勤，除非有不良反应或无效。需要特别注意的是，任何药物都可能有不良反应，在服用前最好向医生问清楚，仔细阅读药物说明书，定期去医院进行必要的检查以确保用药安全。

问题五：不想戒烟、酒，不纠正不良卫生习惯，光吃药治行不行

肯定不行。俗话说"胃病三分治，七分养"这是经验之谈。有些人由于工作压力大，以烟、酒提神，这是很不好的，吸烟、喝酒也能引发胃病，因为烟草中的尼古丁和酒中的酒精会刺激胃黏膜血管收缩，使胃黏膜中的前列腺素合成减少，从而加重对胃壁的刺激和破坏作用。所以胃炎患者光吃药还不行，必须戒掉不良的生活习惯。

消化性溃疡——不可忽视的肠胃病

12岁的小辛平时最爱喝可乐了，一天能喝上五六瓶。爷爷奶奶平时溺爱他，也就惯着他。爸爸妈妈怕喝坏了肚子，让他少喝点儿，他不听。在他过生日那天，爸爸妈妈给他买了很多好吃的，其中有小辛最喜欢的可乐。刚喝到一半，小辛突然大喊肚子痛，爸妈看他痛得小脸煞白，赶紧把他送到医院。检查发现小辛的血色素偏低，医生又给他进一步做了胃镜检查，确诊小辛患的是消化性溃疡。小辛的父母说，孩子平时极其喜欢喝可乐，这病可能是喝可乐引起的。医生提醒他们说，现在很多孩子把饮料当水喝，特别是碳酸饮料，喝多了易引起胃胀气，过多

消化性溃疡

消化性溃疡是一多发病、常见病，主要指发生于胃和十二指肠的慢性溃疡，所以也叫胃及十二指肠溃疡。精神刺激、过度劳累、生活无规律、饮食不调、吸烟与酗酒均可引发此病。

胃及十二指肠溃疡

消化性溃疡主要发生在胃和十二指肠，也可发生于食管下段。这些部位溃疡的形成与胃酸和胃蛋白酶的消化作用有关，所以称为消化性溃疡。胃溃疡和十二指肠溃疡并非同一种疾病，十二指肠溃疡较胃溃疡多见，多发于青壮年，男性比例高于女性，儿童亦可发病，老年人患此病的概率也在逐年增加。

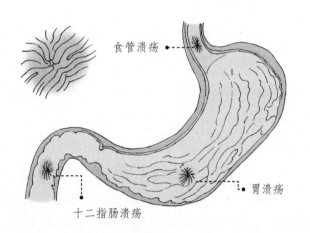

食管溃疡

胃溃疡

十二指肠溃疡

消化性溃疡食疗方

茉莉花粥

原料：干茉莉花3克，粳米60克。

做法：将干茉莉花用水煮开后捞出，同洗净的粳米一同煮粥，粥熟后加适量白糖调食即可。

功效：理气开郁、和中的作用，适用于胃炎、上腹胀痛、失眠多梦者。

清炖姜肚

原料：生姜100克，猪肚1具，白术50克。

做法：将生姜洗净切碎，与白术同放入洗净的猪肚中，文火煲熟，喝汤吃肉。

功效：有补虚损，健脾燥湿，温中止呕的作用，有利于溃疡愈合。

玫瑰黑枣

原料：干玫瑰花、黑枣各适量。

做法：将黑枣去核，玫瑰花塞入黑枣中，放入盖碗中隔水蒸烂即可服用。每次食枣5枚，每天3次，可常食。

功效：有益气活血，补脾和胃，理气解郁的作用，对增强脾胃功能、促进溃疡愈合有一定帮助。

的胃酸会刺激胃黏膜，导致消化性胃溃疡，严重的甚至会引起胃穿孔。这些碳酸饮料不仅对肠胃有损害，而且含有较高的热量和各种添加剂，不利于孩子的生长发育。

追根究底——探究消化性溃疡的发病原因

消化性溃疡究竟是一种什么病呢？简单来讲，消化性溃疡是消化道发生溃疡引起的疾病，因为经常发生在胃及十二指肠，所以也叫胃及十二指肠溃疡。

消化性溃疡的症状可轻可重，轻者可无症状，重者以长期性、周期性、节律性中上腹部疼痛为主，患者还会有饥饿不适、饱胀嗳气、反酸或消化不良等症状，严重的恶心、呕吐、呕血、便血。腹痛具有长期反复发作的特点，病程可持续6～7年，有的甚至超过10年。它还有周期反复发作的特点，一次发作可持续几天，几周或更长时间，然后会有一个较长的缓解期。上腹疼痛还具有节律性的特点。胃溃疡疼痛多在餐后1小时内出现，持续1～2小时后逐步缓解，到下餐进食后上腹疼痛再次出现，即所谓"餐后痛"，疼痛性质可呈钝痛、灼痛或饥饿样痛。

春秋季节是消化性溃疡的高发季节，特别是季节交替的时候，由于温差大，天气阴晴不定，人体难以适应多变的天气，于是很多潜藏已久的肠胃疾病被激发了出来。

20～50岁的中青年人是胃溃疡的高发人群。这些人大都忙于工作，经常熬夜加班，一日三餐，不是饥一顿就是饱一顿，早上不吃饭、吃饭太快、过食冷热、偏食挑食，喜食辛辣口味，常喝烈性酒、咖啡、浓茶等，这些不良的生活习惯最容易引发胃溃疡。

精神因素刺激，像性格过于内向自闭、精神脆弱的人，易患溃疡病。情绪波动过于激烈，精神高度紧张或忧虑易引起大脑皮质的兴奋与抑制过程失调，造成自主神经功能紊乱，而引发胃肠肌肉及血管的痉挛，使局部出现缺血造成营养障碍，从而导致黏膜形成溃疡。

长期服用某些药物，也可引发消化性溃疡，比如说，心脑血管病患

消化性溃疡是一种常见病，也是老年人好发病。老年人病情较年轻人严重，而且临床症状往往不典型，还容易发生并发症，因而应予以足够的重视。

老年性消化性溃疡特征

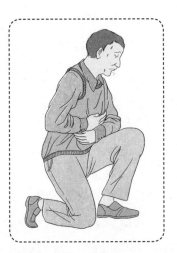

常无规律可循。典型的消化性溃疡会表现出规律的上腹痛，但老年人消化性溃疡可无此症状，即便疼痛其规律性也不强，只有1/3的老年患者会出现典型的上腹痛。

难愈合、易复发。老年人溃疡面积一般较大，不易愈合；老年人病多得经常用药，许多药物都会刺激和损伤胃黏膜。

并发症多。①随着年龄增长，老年人常有高血压和动脉硬化，血管脆性大，所以引发溃疡出血。②由于老年人的胃溃疡病多为穿透性溃疡，易引发胃穿孔。③老年人溃疡还易发生幽门梗阻，食物不能进入十二指肠，患者会出现腹痛、腹胀、呕吐等症状。

者经常大剂量服用阿司匹林，也容易导致胃出血、胃溃疡。

中医辨证施治——摆脱消化性溃疡的烦恼

中医将溃疡病归于"胃脘痛""肝胃气痛""心痛""吞酸"等范畴。民间多称为"胃气痛""胃痛""饥饱痨""心口痛"等。根据发病原理和症状可分为脾胃虚寒、血瘀和肝郁气滞3种情况。在治疗消化性溃疡的方法上，中医强调对应3种不同的症状，应采用不同的方法，慢调细理，帮您摆脱消化性溃疡的烦恼。

脾胃虚寒型

表现为：胃部隐隐作痛，喜暖喜按，空腹痛剧，饭后痛减，时吐清水，腹胀，消化不良，精神疲惫，肢体乏力，大便溏薄。舌淡，苔薄白，脉细弱或迟缓。治疗宜健脾补虚，温中散寒。处方：党参20克，黄芪、白芍各18克，煅瓦楞子、白及、白术各15克，桂枝、高良姜各9克，茯苓、陈皮、麦芽各12克，干姜、砂仁、甘草各6克，大枣5枚。煎汤取汁，分2次服用。

方解：党参、白术、茯苓、甘草健脾益气；黄芪、肉桂益气助阳；白芍补阴扶阳；高良姜、干姜和中止痛，温胃祛寒；白及、煅瓦楞子制酸止痛，帮助溃疡愈合；大枣益气和中；陈皮、麦芽、砂仁理气和胃，止痛，助消化。

瘀血阻络型

表现为：上腹刺痛，疼痛位置固定，用手按疼痛加重，食后更痛，有时可见吐血、黑粪，舌质暗紫色，有时可出现瘀斑。治疗以活血化瘀，理气止痛为主。药方：丹参30克，檀香5克，砂仁5克。用水煎服，早、晚各服1次。方解：丹参活血化瘀；檀香散寒止痛；砂仁行气调胃。

肝瘀气滞型

表现为：胃脘及两肋疼痛，严重者可累及整个背部疼痛，胸闷、食少、嗳气、反酸、舌苔白、脉弦。情志不畅时病情加重。治疗以疏肝理胃、行气止痛为主。药方：乌药、沉香、槟榔、人参各20克。水煎，温服。方解：乌药，行气、疏肝、解郁；沉香和槟榔行气除满；人参益气扶正。

按摩疗法——自己动手治胃病

穴位按摩疗法

1.按揉脊柱及其两侧夹脊穴，反复4~6遍。有明显压痛感的地方重点按摩。

按摩人体相关的经络、穴位以及脚底反射区也是不错的治疗方法，特别适合于消化性溃疡恢复阶段的患者。

经络穴位按摩法

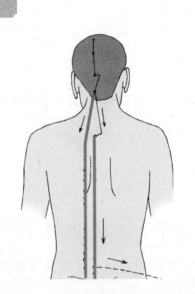

按揉脊柱及其两侧夹脊穴，有压痛感的地方重点按摩。

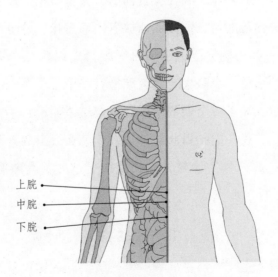

上脘
中脘
下脘

点揉两侧内关、上脘、中脘、下脘等穴，然后以顺时针方向在上肢部做推揉环形按摩。

2.中指点揉两侧内关、中脘、上脘、下脘、梁门等穴，然后双手掌反复交替按顺时针方向在上肢部做推揉环形按摩5～10分钟。配合患者呼吸，患者呼气加重用力，吸气时减轻用力。

此按摩手法有理气止痛，健肝和胃，疏肝利胆的功效，有助于缓解消化性溃疡引起的上腹疼痛，胸胀，呕吐、嗳气等症状。

胃下垂——让人不能尽享美食

小薇有着很多女孩都羡慕不已的苗条身材，可她却有着不为人知的难言之隐。"如果能让我在美食面前，大饱口福，该有多好啊。"可是，令她十分痛苦的是，即使面前放着山珍海味，她也不能多吃。每次吃饭都是吃一点儿就觉得饱了，再吃就会出现恶心、头晕、胃胀、胃痛，胃下坠的感觉。小薇决定到医院检查一下，看看自己是不是得了什么病。医生给她做了一个钡剂透视，检查结果显示，小薇患有胃下垂。小薇很纳闷，"我一向肠胃功能都很好，怎么会出现胃下垂呢？"，经过一番详细了解，医生诊断，小薇是由于过度节食减肥导致胃功能紊乱，才引起了胃下垂。

病情追踪——揭开胃下垂的神秘面纱

什么是胃下垂呢？简单的理解就是胃的位置比正常人要低一些，正常人的胃位于上腹部，而胃下垂患者则下垂到肚脐的2～3指处。它是由于胃功能紊乱，引起胃的肌肉和韧带松弛引起胃下移引起的。就像皮筋

胃下垂是一种常见的慢性的消化系统病症，病程较长的患者常有头晕、头痛、失眠、心悸、乏力、贫血等症状，严重者会出现便秘和不能进食的情况。

正常胃与下垂的胃

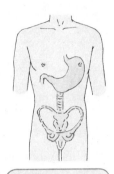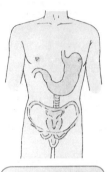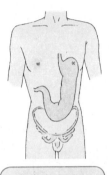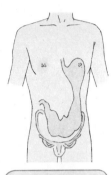

正常人的胃位于腹腔左上方，大部分在左季肋部，小部分在上腹部。上与食管下端相连，下与十二指肠球部相连。

轻度的胃下垂稍低于正常位置，一般不伴有胃炎，常无明显症状。

中度的胃下垂可伴有胃炎出现，由于胃蠕动能力差，胃容物排空延迟，病人常感到上腹饱胀、嗳气、恶心，饭后加重，以及消化不良。

胃下垂严重者可下至骨盆，同时伴有肝、肾、结肠等内脏下垂的现象。病人出现食欲减低，消瘦，便秘症状。

健康小贴士

哪些因素易引发胃下垂

1.女性为追求形体美而过度减肥，引起胃部功能的紊乱易引发胃下垂。

2.经常服用泻药，使胃肠正常生理功能遭到破坏，消化吸收功能下降引起胃下垂。

3.饭后剧烈运动也可导致胃下垂。

4.不良的饮食习惯，如空腹或暴饮暴食，饮食不规律，过食寒凉及辛辣食物，长期或过度饮酒等导致胃黏膜损伤，减损胃的自我修复能力，而引起胃下垂。

5.气候变化的影响，特别是季节交替的时候，风寒易乘虚而入引起腹痛、胃痉挛等，从而间接引起胃下垂。

6.细菌感染、遗传疾病及药物损伤胃黏膜引起胃下垂。

一样，经常使劲拉它，一段时间之后，就会变得松弛，失去弹性。在通常情况下，胃消化排空食物只需要4小时就够了，而胃下垂患者，由于胃蠕动能力减弱，排空食物的时间大大延长，对沉积在胃底的食物无法排空，严重患者，胃下垂至盆腔，从而造成排便困难。

胃下垂患者在饭后活动的时候常会有恶心、呕吐的现象，特别是一次性进食过多时更易出现，这是因为过多的食物进入胃里，加重了胃壁韧带的牵引力而引起疼痛，继而恶心、呕吐。腹痛多为持续性隐痛，吃的食物越多，疼痛时间就越长，且疼痛也越重，所以不能多吃。轻度胃下垂多无症状，中度以上者会出现胃肠动力差，消化不良的症状。症状常表现为：上腹不适，有胀满感、沉重感和压迫感；经常嗳气，腹部似有物下坠，推腹部，还可听见似有水振动的声音；吃饱饭后，肚脐下面凸出明显，而肚脐上胃的位置反而陷下去，平躺着，腹部不适感可大大减轻或消失。运动会使症状加重，所以胃下垂患者常常不爱运动，时间长了，体质下降，并伴有神经衰弱和便秘发生。

胃下垂是由什么原因引起的呢？中医学认为，此病与脾的功能失调有关。我们都知道脾有运化和升清的作用，它还有一个重要的作用是"束肌"，通过它对肌肉的"管束"，可以保证体内的各大脏腑在各自的位置上"各司其职"，就像企业管理一样，领导精明能干，各部门的下属就会踏实工作，安分守己；若找个没有能力的人来管束他们，下属就会不服管教，我行我素，结果公司内部一团糟。同样，脾气健旺的时候，胃就在原来的位置好好"待着"；如果不按时吃饭，过度减肥，脾运化失常，脾气下陷，不能"束肌"，胃就开始"蠢蠢欲动"，往下垂。所以胃下垂就是由于脾气虚，中气下陷不能提升造成的。

膳食疗法——吃对食物让你事半功倍

我们知道脾气不足，气虚下陷是引起胃下垂的重要原因。所以患者可以采取食疗的办法，通过健脾补气，来提升脾胃的功能，间接缓解和治疗胃下垂产生的各种症状。下面我们给大家介绍几款缓解胃下垂症状

胃下垂是一种常见的慢性的消化系统病症，病程较长的患者常有头晕、头痛、失眠、心悸、乏力、贫血等症状，严重者会出现便秘和不能进食的情况。

胃下垂注意事项

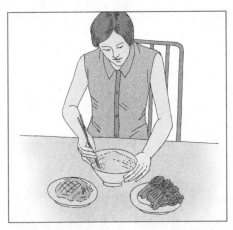

餐后不宜剧烈活动。饱餐后，食物由于重力作用而下沉，从而向下牵拉胃壁肌肉，会加重胃下垂。

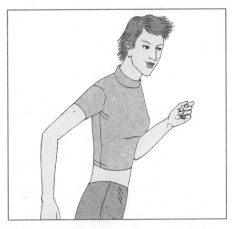

注意劳逸结合。适度的活动和锻炼，有助于提高胃壁肌肉的收缩功能，对胃下垂患者的恢复有帮助。

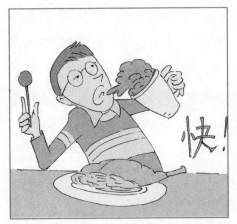

禁止暴饮暴食。进食过多使胃体过度充盈，易使胃壁肌肉收缩无力，导致胃壁肌肉松弛，约束无力而下垂。

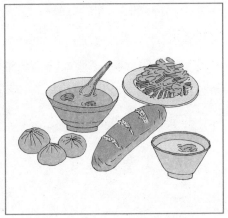

营养补充要均衡。胃下垂患者胃壁肌肉松弛，消化能力差，易出现营养不良。所以可适当多吃些易消化、体积小、动物蛋白及脂肪含量多的食物。

的食疗方法，供大家参考。

猪肚黄芪汤

猪肚1具，黄芪200克，陈皮30克。将猪肚去脂膜，洗净；黄芪、陈皮用纱布包好放入猪肚中，用麻线扎紧，加适量水，用文火炖至猪肚熟，再加适量调味品，趁热食肚饮汤，每日2次，连食2天。5具猪肚为1个疗程。《随息居饮食谱》说猪肚能"补胃，益气"的功效；黄芪有益气升阳的作用，常用于治疗各种脏器下垂；陈皮理气健脾，和中消滞。猪肚黄芪汤可补中气、健脾胃、行气滞、止疼痛，对于中气不足、脾胃虚弱引起的胃下垂，疗效较好。

猪脾枣米粥

猪脾2具，大枣10枚，粳米100克。将猪脾洗净切片，锅中微炒，加入大枣、粳米添水煮粥，可酌加白糖调味，空腹服食，每日1次。10天为1个疗程。猪脾，有健脾胃，助消化；大枣，和胃养脾，益气安中；粳米，补胃气，充胃津。将其一起煮粥对胃下垂引起的脘腹胀满、食欲缺乏、倦怠乏力，形体消瘦有很好的缓解和治疗作用。

母鸡红参汤

母鸡肉500克，红参12克，黄芪30克。将鸡肉洗净，与红参、黄芪一块放入碗中，加水适量，食盐少许，隔水炖2小时，分早、晚2次喝汤吃鸡肉，每周服1剂，连服4~5剂效果显著。红参、黄芪，性甘温，有补中益气的作用；鸡肉，性味甘温，可调补脾胃，与参、芪合用，有补脾益气，升举胃体的功效。

分清类型养脾胃

脾虚气滞型

处方：生麦芽30克，枳壳、苍术、白术各16克，炒莱菔子14克，升麻、柴胡、木香各8克，砂仁5克。

用法：水煎，分3次服用。

功效：补脾益气，行气化滞。

气血亏虚型

处方：炙黄芪、葛根各30克，党参、白术各15克，当归12克，陈皮10克，黄精20克，炙甘草5克，升麻、柴胡各8克。

用法：水煎，分3次服用。

功效：补中益气，升阳提陷。

脾运不健型

处方：生麦芽、党参、苍术、白术、茯苓各100克，枳壳、砂仁各50克，甘草、升麻各30克。

用法：将以上诸药一起研成粗末，每天取25克，水煎，分3次服用。

功效：调脾益胃，复元举陷。

食滞肠胃型

处方：茯苓30克，姜半夏、苍术、白术各15克，白芥子12克，升麻、柴胡各8克，桂枝、附片（先煎）、干姜各6克。炙甘草5克。

用法：水煎，分3次服用。

功效：健脾温阳，化食消滞。

防患于未然——从生活点滴做起

小薇由于太在意身材，过度节食减肥，结果引起了胃下垂。在详细了解自己的病情之后，她咨询医生，在日常的饮食和起居上，医生给她提出以下几点建议：

（一）合理饮食，注意营养均衡

胃下垂患者大都形体消瘦，营养不足，在饮食上，应该多吃一些营养丰富、容易消化的食物，尤其是含蛋白质丰富的食物。不要吃太油腻的食物。油腻的食物一般脂肪含量都高，而脂肪，特别是动物脂肪在胃里排空的速度是最慢的。

（二）宜少食多餐

胃下垂的人食量少，宜少食多餐，逐渐增加胃的承受能力。过多食物进入胃里，胃消化功能不强，食物长时间滞留在那里，易引起胃胀、恶心、呕吐等症状。所以每次进食不宜多，可增加用餐的次数。主食可少吃一些，蔬菜多吃。

（三）细嚼慢咽，防止便秘

胃下垂患者的胃壁张力不够，胃蠕动能力差，食物经过充分咀嚼后，能减轻胃肠负担，还能有效防止便秘。便秘会加重胃下垂。平时多吃一些新鲜的瓜果蔬菜，如卷心菜、猴头菇、胡萝卜、酸奶、山楂等食品。对预防便秘有帮助。已经出现便秘的，可在早晚适当喝一些淡盐水或蜂蜜水，可缓解和消除便秘。

（四）不能长时间站立或参加剧烈运动

饭后不宜久站或者激烈运动，以免加重胃下垂，可取头低位、垫高骨盆的姿势仰卧床上20～30分钟。胃下垂患者体质比较虚弱，应尽量减少性生活。

（五）进行全身性康复锻炼

空蹬自行车锻炼法

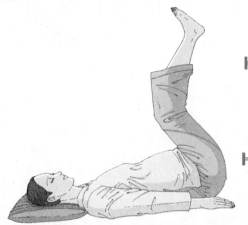

头低足高仰卧，双足在空中做蹬车动作，做50～100次。此法不仅有助于下垂的胃回归原位，还能塑形瘦腿。

经络按摩治疗法

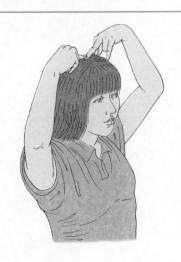

按揉百会穴。百会穴位于头顶正中线与两耳尖联线的交点处，以中指指腹适当用力按揉百会穴2～3分钟，经常按揉此穴有升阳举陷的功效。

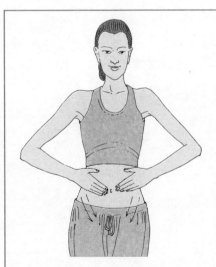

掌揉中脘穴。中脘穴位于人体的上腹部，胸骨下端和肚脐连接线中点处。以双手适当用力揉按此穴2～3分钟，有疏肝和胃、止痛止吐的功效。